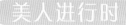

美人进行时

平腹翘臀窈窕术

她品 主编

U0309264

农村读物出版社

图书在版编目（CIP）数据

平腹翘臀窈窕术 / 她品主编. — 北京 ：农村读物
出版社，2013.1
（美人进行时）
ISBN 978-7-5048-5643-2

Ⅰ．①平… Ⅱ．①她… Ⅲ．①腹－减肥－基本知识②
臀－健美－基本知识 Ⅳ．①R161②R323.4

中国版本图书馆CIP数据核字(2012)第286944号

策划编辑	黄 曦	
责任编辑	黄 曦	
出　　版	农村读物出版社（北京市朝阳区麦子店街18号　100125）	
发　　行	新华书店北京发行所	
印　　刷	北京三益印刷有限公司	
开　　本	889mm×1194mm　1/20	
印　　张	6	
字　　数	120千	
版　　次	2013年 4 月第1版　2013年 4 月北京第1次印刷	
定　　价	28.00元（含光盘）	

（凡本版图书出现印刷、装订错误，请向出版社发行部调换）

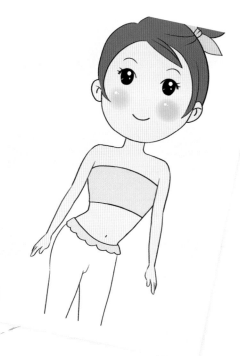

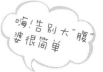

嗨！告别大"腹"
婆很简单

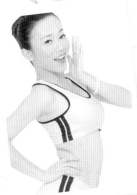

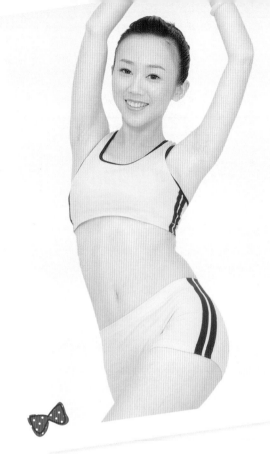

第三章
按出紧实腹部，
收获性感腰腹曲线

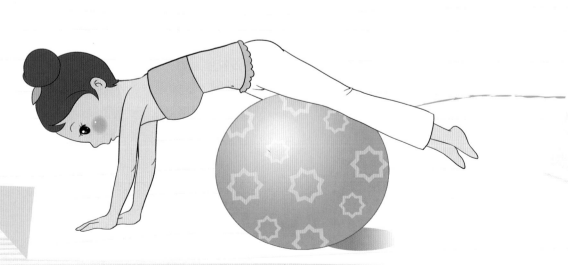

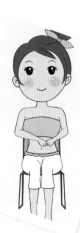

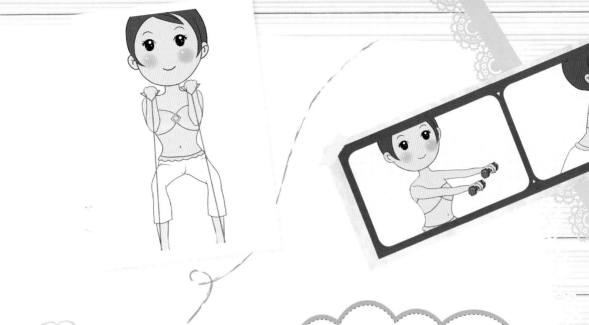

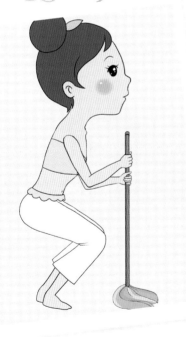

看我的另类塑臀运动

第四章

轻松运动消臀脂，
塑造紧翘臀曲线

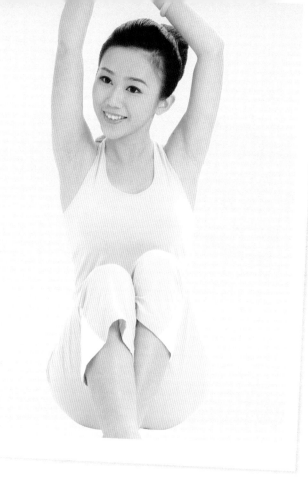

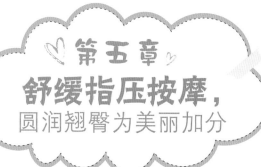

第五章
舒缓指压按摩，
圆润翘臀为美丽加分

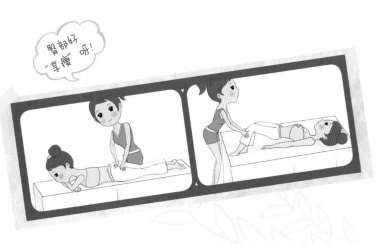

臀部好"享瘦"呀！

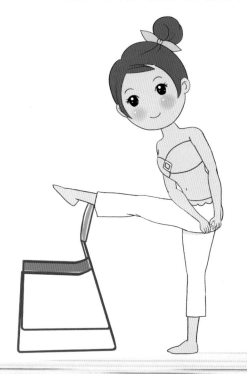

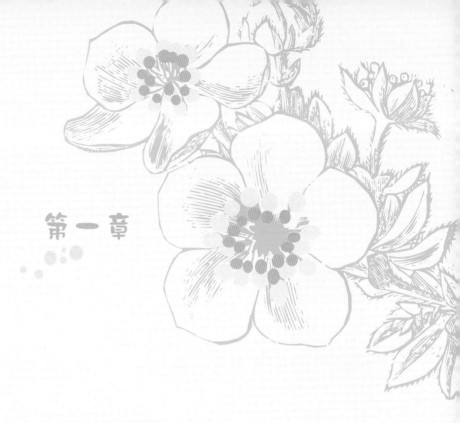

第一章

平腹与翘臀

造就凹凸有致的

窈窕曲线

平腹翘臀
是最重要的性感筹码

女性拥有窈窕的身段、优美的曲线，会从内到外散发出一种独有的魅力和性感。尤其到了炎炎夏日，多少爱美女生更是恨不得立刻打造出性感火辣的身材来配合各色美衣。想要性感火辣，腹部和臀部可是最需要关注的重点部位呢！

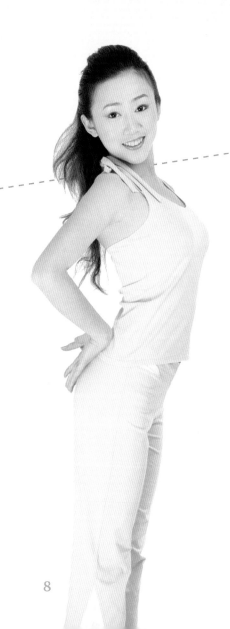

♛ 平腹翘臀造就性感好身材

说到女性身材如何才算性感这个话题，相信人们会不约而同地想到S曲线。不过，单纯的S型曲线似乎并不能道尽"性感"的全部内涵。女人真正展露出来的性感身材是多方面表现的结合体。从总体来说，身材要透露出一种匀称美，骨肉均匀，比例协调。从单个的身体部位来说，性感就包括更多的内容了。例如，要有纤长的美腿，曲线分明的后背，傲人的胸部，腹部、腰部、臀部和足部等都要呈现出各自的美态来。

如果你想让自己的身材性感起来，不妨先从腹部和臀部塑造开始吧。因为，身体一旦脂肪超量，腹部和臀部会首先成为"重灾区"，而脂肪"缠上"腹部和臀部这两个部位后，消脂难度非同一般。又因为它们位于身体的中部显眼位置，容易让身材减分。如果拥有平坦的小腹和紧翘的臀部，其他部位再加以修饰，身材变性感就会容易得多。

♛ 性感腹部和臀部的评判标准

　　腹部和臀部为性感身材助阵，除了"平"和"翘"这两个明显的特质外，还有其他的评判标准。爱美女生只有先弄清楚影响美观的腹部和臀部类型，才能在塑形路上做到更有针对性。

腹部美

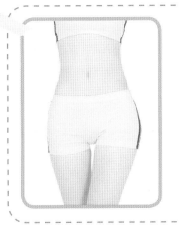

　　腹部美标准：从正面看，肚脐两边有两个对称的凹陷，与肚脐凹陷将腹部分成两个部分。从侧面看，腹部应与乳房的前突部分和臀部的后突部分对称，形成标准的 S 形。

　　影响性感的腹部类型：脂肪堆积在下腹部的悬垂性腹部、腹部皮下组织厚度不一致的圆球形腹部和缺乏皮下脂肪的肌肤松弛型腹部。

臀部美

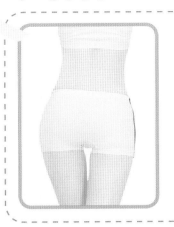

　　臀部美标准：臀围明显要比腰围大，从侧面看，臀部与腰部、腿部的连接处曲线分明；从后面看，臀部成两个完整的圆形，臀部向后突起不下垂；臀部肌肤光滑、坚韧且富有弹性。

　　影响性感的臀部类型：脂肪集中向髂骨嵴部，使腰显得粗大；脂肪沉着集中于大转子附近；臀裂两端脂肪堆积，臀部向后伸展。

瘦身先瘦腹
才能轻体不求人

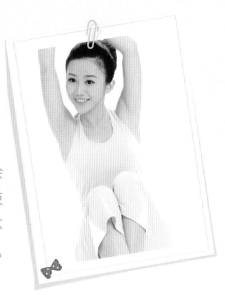

　　若问女性最想减掉的身体部位是哪里，相信绝大多数人会回答腹部。确实，相比其他部位，腹部最容易被脂肪和赘肉"束缚"住，"游泳圈"就这样恼人地裹上身了。大腹便便的腹部不仅直接让体重飙升，还严重影响整个身材曲线。瘦身，首先要瘦腹。

揪出腹部肥胖的"真凶"

　　腹部变肥胖，可不是一朝一夕的事情。在决定瘦腹之前，一定先要弄清楚是什么原因导致的，这样才能更好地作出应对之策。一般来说，腹部肥胖的原因可以归纳为：

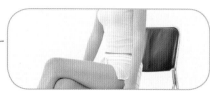

久坐不动：平日久坐，不爱运动可谓是现代人最普遍的通病，这也是腹部变胖的最大元凶。例如吃饱饭后坐着看电视，或者边吃零食边上网等。摄取食物后，继续坐着不动，食物里面的糖分就会转换为脂肪，变成赘肉在腹部"安营扎寨"。

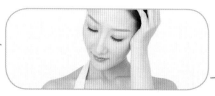

生活压力：面对工作和生活中的压力，很多女生会借助大吃大喝来纾解心中的压力，或者常常吃到撑为止。这样就会在不知不觉中摄入过多的热量和食物，导致胃肠消化功能减弱，从而让脂肪在内脏周围大规模聚集。

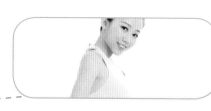

姿势不良：很多女生的腹部肌肉力量不够，坐着的时候习惯性将身体摊坐在椅背上，不自觉地将后腰部腾空，或者走路时习惯弯着腰驼着背，身体就跟着不自觉地向前倾。这种不良的身体姿势，也为腹部脂肪提供了囤积的空间。

♛ 全力消灭腹部肥胖

弄清了腹部肥胖的原因后，瘦腹大计就要正式展开了。如果以上原因你都有份，那就要学会给自己解压，养成规律的作息，平时要多留心自己的姿势体态。要想完胜腹部脂肪，可从下面三个方面重点攻克：

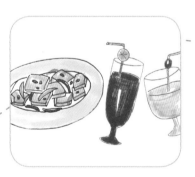 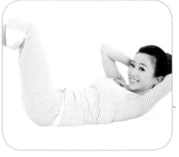 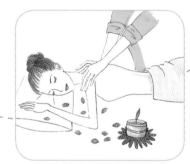

饮食调整：要遵循少精多粗的原则，多进食一些豆类、粗粮等食品，减少肉类，尤其是油炸类食品的摄入。同时，在烹饪方式上，也要做些调整，尽量将炸、炒等方式改成蒸、煮、炖、烫，这样既满足身体所需，又能减少脂肪堆积。

运动瘦腹：要将腹部的脂肪完全击垮，在饮食调整的基础上，再练习专门针对腹部的运动，能收到事半功倍的效果。像瑜伽、普拉提、肚皮舞，都有非常好的燃脂效果。当然，日常多做一些拉伸、扭转腰部的动作，能帮助内脏排毒，消耗腹部多余脂肪。

经络按摩：当人体血液循环不畅时，营养就无法完全输送到各个毛细血管，机体代谢速度就会减慢，使得脂肪堆积。按摩的过程，其实是活血痛经、行气散瘀的过程。通过按摩能有效改善脏腑功能，加速血液循环，达到迅速分解脂肪的目的，让腹部在静中享"瘦"。

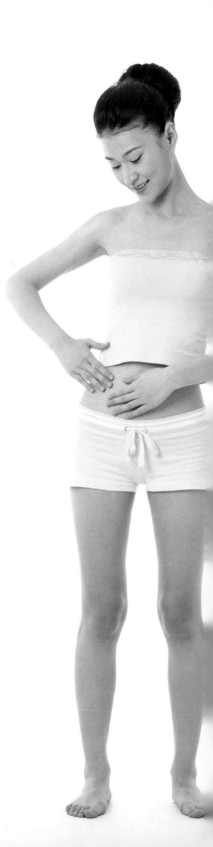

紧翘臀形
与代谢率的亲密关系

也许你曾有过这样的疑惑，最好的朋友并没有像自己一样刻意节食和运动减肥，身材却超级好，尤其是臀部，紧翘圆润；而自己只要稍微不留心，脂肪就囤积起来，臀部变得沉甸甸。其实答案很简单，这是因为你们之间的新陈代谢速度不同。

♛ 揭开臀形与代谢率的亲密关系

表面上看，我们想要紧翘性感的臀部，得从看得见的饮食习惯和运动方式来着手调整，而实际上，这背后还有一只无形的手在操控着，那就是代谢率。

通常说来，人体的热量消耗有三个主要途径：一是饮食，二是运动，三是基础代谢率。三者之中，基础代谢率所占的比例最大，约为60%～75%。因为年龄、性别、身体组成、激素的状态等各种因素，每个人的基础代谢速度是不一样的。

那么，何为基础代谢率呢？基础代谢率是人体重要器官每天运作时所消耗的热量，它决定了一个人每天的热量消耗，对身体脂肪的增加和减少起着非常重要的作用。基础代谢率高，说明你的身体机能年轻，在没有其他体力活动时仍能保持较大的能量消耗。

体内脂肪一旦囤积，马上就会在腹部和臀部表现出来。与其辛苦地节制饮食，还不如提高基础代谢率更实际，即使停止运动一段时间，臀部燃烧掉的脂肪也不会很快卷土重来。

♛ 提高基础代谢率，塑臀事半功倍

既然基础代谢率意义非凡，塑臀不妨就以提高基础代谢率为目标。不过，基础代谢率会随着年龄的增长而呈现下降的趋势。但是在日常生活中，只要多留心下面几点，就能充分挖掘代谢率的潜力，不仅帮助你减掉多余的脂肪和重量，更能帮你轻松塑造紧翘的臀部。

① 一定要吃早餐

早餐是一日三餐中与新陈代谢及塑臀关系最为密切的一餐，是新陈代谢的启动器。人们前一晚在睡眠时，新陈代谢率会变很低，如果错过早餐，身体在午饭之前就不可能同往常一样燃烧脂肪，臀部也会跟着"遭殃"。因此，一定不能盲目省掉早餐。

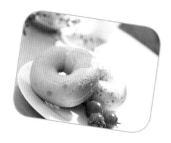

② 不要节食，摄入足够蛋白质

研究表明，摄取足够的蛋白质能提高机体的新陈代谢水平，让人体每日多消耗150~200卡路里热量。如果摄入不足，代谢率反而会降低20%~30%。当然，这不意味着饮食必须以高蛋白为主，只要确保每日所需热量的10%~35%来自蛋白质即可，合理摄入鱼、肉、酸奶、豆类等。臀部有"营养"了，才会有更健美的臀部肌肉。

③ 少食多餐

人的基础代谢率是不断变化的，每日吃四、五顿小餐要比三顿大餐更能保持旺盛的新陈代谢速度。两顿之间的时间保持在2~3小时之内，并保证每餐有蛋白质食物，因为它是新陈代谢的增强剂。这样不仅顾及到臀部，更照顾到了整体身材。

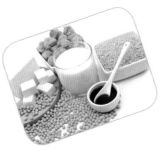

④ 适当增加肌肉训练

人体肌肉组织越多，燃烧的热量就越多，新陈代谢的速度就越快。女性随着年龄的增长，身体肌肉会逐渐减少，代谢率也会随之下降。但可以适当增加臀部肌肉的运动训练，以此增加肌肉百分比含量，代谢率提升了，臀部才会紧翘不缩水。

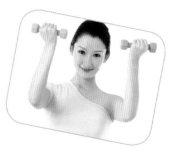

不完美臀型
的不同拯救方案

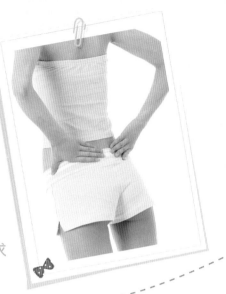

只要稍加留意，你就会发现，东方女性的身段往往没有西方女性挺拔和火辣。之所以如此，很大一部分原因出在臀部上。东方女性的臀部多数厚实、平坦，不够紧翘，再加之年龄的增加、地心引力等各种因素的影响，臀部开始变得松弛和下垂。但是追求美丽的你，怎能任由自己的臀部这样"自暴自弃"呢？

♛ 不同臀型的拯救方案

如果你对自己的臀型不满意，或者计算出来的臀围结果与标准有比较大的出入，那么，你就应该开始努力地塑造自己的臀型了。不完美臀型主要划分为如下四类：扁平型、下垂型、肥胖型和桶状型。不同的臀型，拯救的方案各有不同。不管你属于哪一种，都不要气馁，通过科学、持续的方法，就能将臀型调整到自己理想中的状态。

扁平型臀部

特点：臀部与腰腹曲线显得平直，没有起伏感，臀部看起来扁平，不紧翘。

拯救方案：扁平型臀部的最大问题就是曲线感不强，因此可以通过锻炼臀部与腰腹之间的肌肉，来打造具有厚度的臀部。例如屈伸单腿，能很好地锻炼大腿肌，长期练习，能达到提升臀部的目标。

下垂型臀部

特点：臀部肌肉变得松弛，出现向下悬垂的状态。

拯救方案：出现下垂型臀部的人多为肥胖者，要逆转下垂、松垮，就要在运动上多做一些臀部上提的招式。此外，多做臀部提拉按摩，也是一个很好的改善方法。

肥胖型臀部

特点：臀部堆积了过多的脂肪，让臀部看起来硕大肥胖。

拯救方案：肥胖型臀部最重要的任务是减脂，可以借助于一些运动器械，如哑铃、弹力绳、瑜伽球等，专门锻炼臀部肌肉，让臀部变得更紧实。

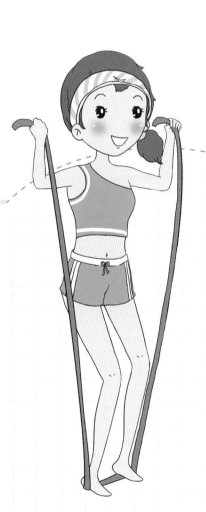

桶型臀部

特点：臀部的脂肪多分布在腰部，使得腰部和臀部的曲线变小、变直，看起来像桶状。

拯救方案：桶型臀部腰臀曲线多不明显，因此在运动过程中，要同时锻炼到腰部和臀部，让腰部瘦下去之后，臀部才能明显翘起来。

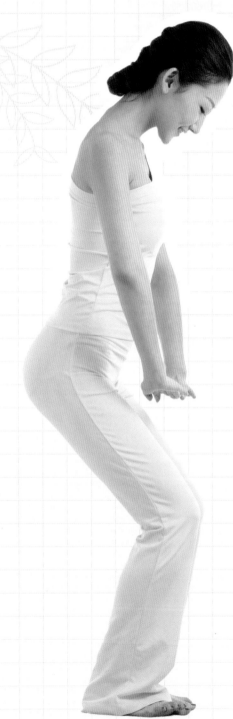

👑 远离坏习惯，向完美臀型靠拢

通过不懈的运动和努力，不完美臀型终于开始向完美臀型慢慢靠拢了。为了保住这一胜利"果实"，女性还要留意生活中的一些细节，改掉那些容易让臀部变"丑"的坏习惯。

长时间久坐

很多白领女性在办公室通常一坐就是8个小时以上，如果久坐不动，时间一长，臀部形状就会变得又宽又大。

翘腿坐姿

无论在家还是在办公室，如果翘着腿坐一整天，就会阻碍腿部和臀部血液和淋巴循环，引起臀部和腿部浮肿。

裤子尺寸不合适

长期穿着紧身牛仔裤、束身内衣，也会阻碍臀部血液循环。内裤的大小也要尽量合适，内裤太小或太紧，会把臀部上多余的肉肉挤出来；内裤太大，则会使臀部缺乏足够支撑力而下垂或者外扩。

饮食重口味

总喜欢吃高热量的甜食或者油炸食物，会导致臀部变肥大。重口味的食物因为摄入过多的盐分，会导致臀部浮肿。

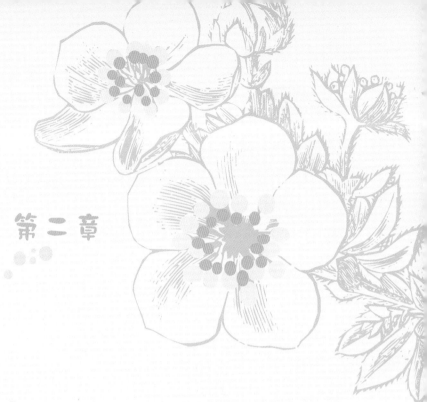

第二章

告别
大"腹"婆
运动平腹
有妙招

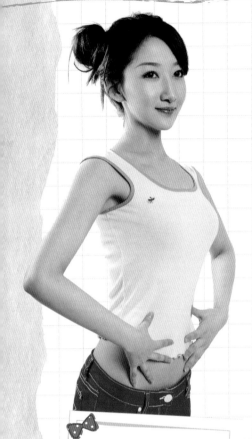

每天5分钟收腹操，
打造明星般平坦小腹

五月不减肥，六月徒伤悲。夏天马上就来了，看着身边的人都成功地瘦了下来，你还因为身材不理想的缘故，把自己包裹得严严实实吗？千万别再为自己的懒惰找借口了。想瘦却懒得动的姐妹们有福了，下面推荐的这款收腹操，让你在睡前和早起后只花5分钟的时间就能轻松跟讨厌的小肚腩说再见。

收腹操减肥法

先在干净的地板或者不是很软的床上做简单的腹式呼吸法作为热身运动。

收腹指数 ★★★★☆

收腹操减肥原理

脂肪囤积大多先在肚脐周围发生，慢慢扩散到整个腹部。平时摄取太多的热量、糖分和淀粉、酒精等都容易使腹部堆积肥肉。收腹操通过简单动作锻炼腰腹的肌肉，促进新陈代谢，燃烧腰腹脂肪。

① 平躺在垫子上

左膝弯曲，左脚掌着地，双手抱着右膝抬起往胸前压，右脚脚踝勾起呈直角。注意上半身不能抬起，背部和腰部都平贴在垫面上。

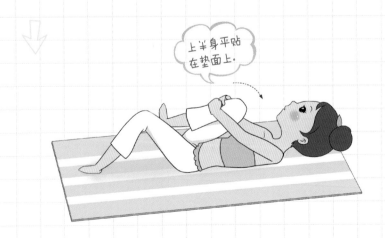

上半身平贴在垫面上。

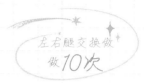

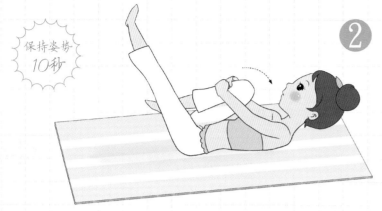

② 左腿伸直并抬高，将右膝往胸前拉近，同时肩部抬起

头部微微向上抬起，固定不动，保持姿势10秒，左右腿交换做10次。

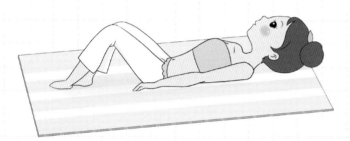

③ 全身放松平躺，双膝弯曲

感觉囤积在骨盆周围的肥肉也跟着隆起。

脚踝勾呈直角

④ 双手固定在骨盆周围的赘肉上

然后单脚膝盖往胸前抬起，同时脚踝勾呈直角。

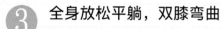

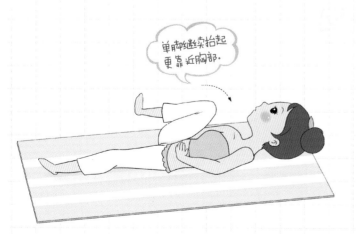

⑤ 深呼吸，将空气慢慢吸进腹腔

同时将单脚继续抬起更靠近胸部，直到感觉大腿根部的股关节也活动到了。

19

⑥ 慢慢呼气

利用腹部肌肉的力量将抬起的那只脚放回地面
并伸直， 双手按着腹部可以感觉到骨盆回归正
位，两脚交替15次。

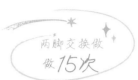

⑦ 全身放松平躺

双手向两侧伸直，两脚
大大张开伸直，整体呈
"大"字形，然后深吸一
口气。

⑧ 呼气，同时抬起左腿和上半身

双肩离开地面向上抬起，双手伸直触
摸左腿外侧，保持5秒，身体恢复躺
姿，换腿重复。

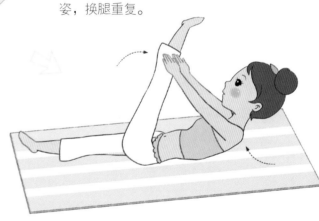

腹部要用力!

⑨ 利用腹部的力量将头部抬高

感觉到腹部紧绷用力，背脊骨得到伸展，然后放
松，恢复平躺姿势。

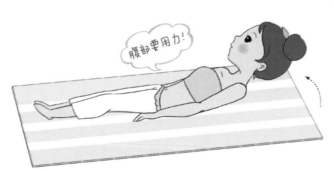

温馨提示

　　每天运动之余也要注意生活和饮食习
惯，少吃油腻、多糖、高脂肪的食物。工
作久坐后，要不定时地站起来活动一下身
体，以免腰部脂肪越积越多。

有氧芭蕾舞操，速效甩走腹部脂肪

现在很多女性都是终日坐在办公室里的"久坐达人"，长期坐着，缺乏运动，时间久了腹部就会出现很多赘肉，腹部肥胖对女性身材的影响可不小啊，紧身T恤和火辣的比基尼更是想都不用想，因此很多人都想着怎么样才能既不影响健康，又能快速有效地减掉腹部脂肪，让自己的身材能更加性感。其实很简单，闲暇时间做一做有氧芭蕾舞操就可以啦！

♛ 有氧芭蕾舞操减肥法

有氧芭蕾舞操减肥原理

优雅的芭蕾舞可不仅仅是艺术哦，让芭蕾舞融入瘦身当中，既达到减肥的目的，还能帮助塑造优美身形。有氧舞蹈配合音乐，通过带有舞蹈特点的健美操动作有节奏地让身体进行有氧运动。因为过程中消耗了较多的热量，所以可以将身上多余的脂肪全部消灭掉，同时将新鲜氧气运送到全身各处，让肌肉更有活力。

选择一些适合芭蕾舞节奏的舞曲播放，在轻松舒缓的状态中进入有氧操的阶段。

收腹指数 ★★★★☆

 股关节拉伸

左腿站直，左膝盖紧绷，右腿往上屈膝，双手抱住右膝，抬头挺胸，让股关节充分拉伸。保持10秒后，换另一边练习。

保持姿势
10秒

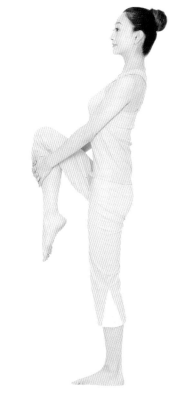

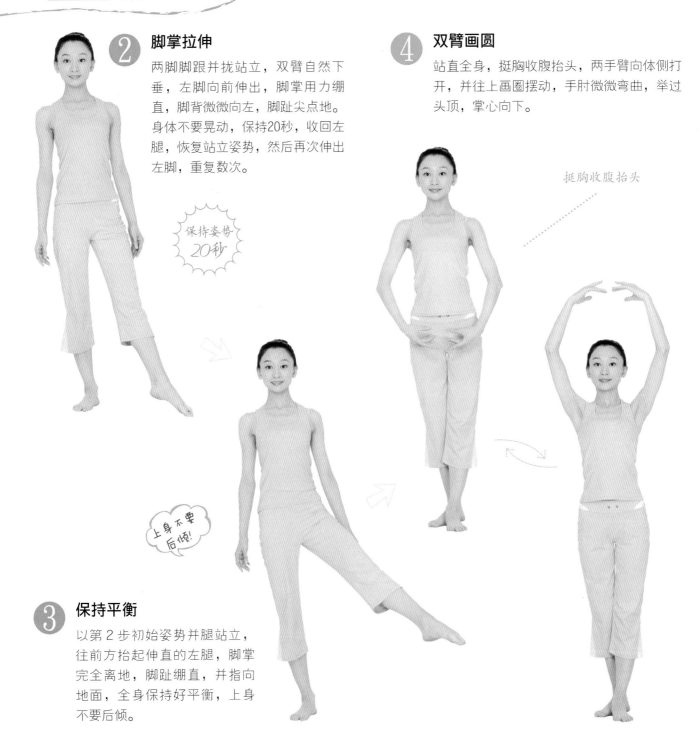

② 脚掌拉伸

两脚脚跟并拢站立，双臂自然下垂，左脚向前伸出，脚掌用力绷直，脚背微微向左，脚趾尖点地。身体不要晃动，保持20秒，收回左腿，恢复站立姿势，然后再次伸出左脚，重复数次。

保持姿势 20秒

上身不要后倾!

③ 保持平衡

以第2步初始姿势并腿站立，往前方抬起伸直的左腿，脚掌完全离地，脚趾绷直，并指向地面，全身保持好平衡，上身不要后倾。

④ 双臂画圆

站直全身，挺胸收腹抬头，两手臂向体侧打开，并往上画圈摆动，手肘微微弯曲，举过头顶，掌心向下。

挺胸收腹抬头

保持姿势 10秒

⑤ 侧压腰伸展

两腿打开两肩宽，脚掌朝外。先向右边压腰，右手扶住右膝盖，左手向头顶上方伸展。保持10秒后，换压左侧腰。

⑧ 单脚弹跳

双腿并拢站立，双臂自然下垂，往前平抬起左腿，大腿与小腿成90°，左脚背绷直，抬起腿的一瞬间，整个人垂直往上弹跳起来。落地后，换右腿抬起弹跳。

大腿与小腿垂直

⑥ 伸展肩关节

双脚分开与肩同宽站立，脚掌朝外，膝盖绷直。收紧臀部肌肉，肩部放松，抬起手臂，双手手指触碰肩部，两手肘弯曲，然后两臂上下摆动。

⑦ 左右转体

双脚分开同肩宽，两臂自然下垂，分别向左右两侧扭转上身，让身体尽可能地转向后方，两臂随之微微摆动，注意脚掌始终站稳。

温馨提示

整个运动过程中要保持顺畅的呼吸，这样才能让氧气充分地进入体内，加速肥胖部位的脂肪燃烧。

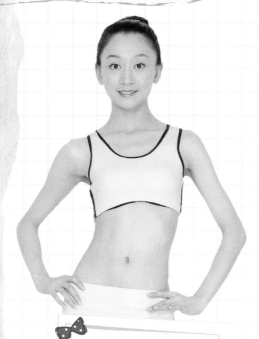

性感肚皮舞，
纤腰收腹一步到位

人体腰部经常处于静止状态，这就很容易使腰腹部堆积脂肪形成丑陋的"救生圈"。是不是早就厌倦了肚子上的肉肉总是一捏就一大把呢？想减肚子又苦于天生是吃货命的姐妹们，不妨来学习性感又活力无限的肚皮舞吧！保证你瘦得快而且不容易反弹哦！

♛ 肚皮舞收腹方法

在跳肚皮舞时，可以穿露脐的衣服，而且最好能站在镜子前进行，这样看着肚子上的赘肉运动直至消失，会让你更有恒心坚持。

收腹指数 ★★★★★

① 自然站立

双手朝两侧展开，胸部挺起，肩膀下沉，收腹。

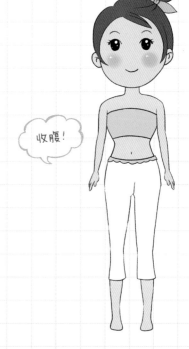

收腹！

肚皮舞收腹原理

肚皮舞的动作主要集中在胯部，大量的胯部运动会让你的腰腹肌肉得到最全面的锻炼，在舒活侧腰肌和腹斜肌的同时，灵活胯骨，像拧毛巾那样，把肥肉全部拧光光。肚皮舞不仅仅有瘦身减肥的功效，而且还能有效预防和治疗月经不调以及便秘，内分泌也被调节好了，还怕肥肉会回来吗？

② 以身体竖直中线为轴心

将胯部向左斜前侧45°扭摆。

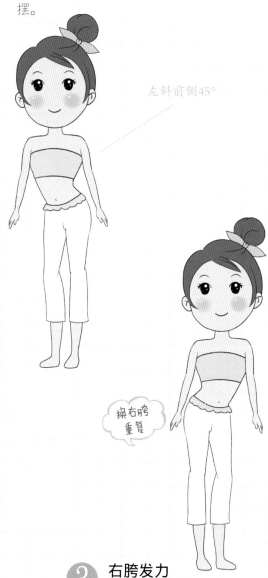

左斜前侧45°

换右胯重复

③ 右胯发力

向右斜前方45°角推出。紧接着向后斜方45°角摆动。然后换左胯重复。

④ 当胯部回到原点

胯骨就完成了在水平面上由前向后的一个"8"字，接下来就由慢而快，让几个步骤顺次紧密相连，循环重复几遍。

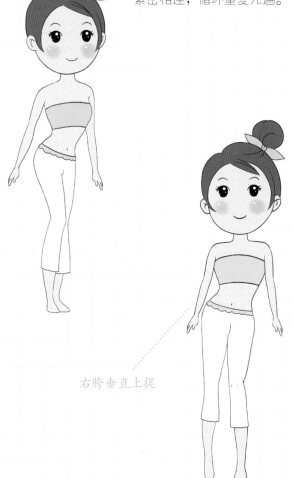

右胯垂直上提

⑤ 胯部向右平推

使右胯超出右肩的宽度。左胯右平推的基础上右胯垂直上提，接近肋骨。在右胯上提的基础上，胯部收回到中间。

⑥ 右胯下落回到原始状态

换到左胯，再重来一遍。

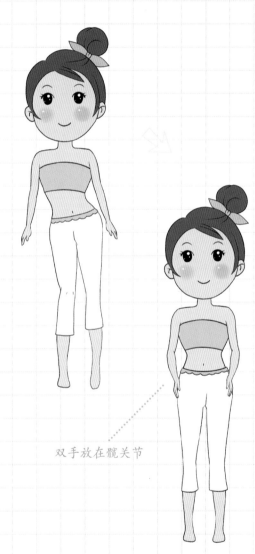

双手放在髋关节

⑨ 腹部慢慢向外舒展

使它最大化，想象自己
的肚子如同一个气球，
在轻轻地打开和收缩，
8次为1组，做2组。

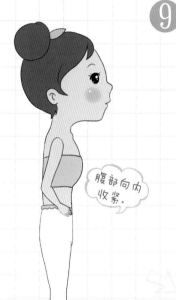

腹部向内
收紧。

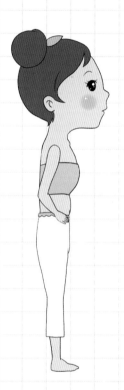

⑧ 腹部用力向内收紧

使肚子呈扁平状。

⑦ 双脚与髋关节同宽站立

双手自然放在髋关节上，收
紧腰部和臀部肌肉。

温馨提示

做胯部动作时两脚不要分得太开，自然打开即
可。胯骨每个方向用力和幅度都要均匀。胯部每个
方向的摆尾都要尽量做到极限，而且注意不能向后塌
腰，要保持上半身姿势挺直。

白领玩转椅子，
还原紧实美腹肌

腰部是公认的"脂肪堆积户"，办公室女郎在一天中维持时间最长的姿势就是坐姿了，而且因为工作忙，总是缺乏运动，长时间的久坐最容易变成"小腹婆"了，在以裸露为美的季节里，是否拥有美丽的腹部也是考察一个女人是否爱护自己和热爱生活的参考指数之一。接下来介绍的方法相当简单，只需要一把椅子作为工具，就能在家里、办公室随时坐着也能练就小蛮腰啦！

♛ 椅子收腹方法

先检查椅子是否结实，以免在运动过程中产生伤害，最好不要用转椅，而应选用木质或钢制靠背椅。

收腹指数 ★★★★☆

1 平坐在椅子前端的三分之一处

身体向上延伸拉长，腰背挺直，双脚并拢，平稳踩在地上。

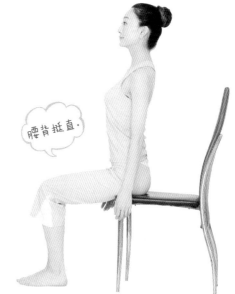

腰背挺直.

椅子收腹原理

利用椅子，不需要太大空间和太多时间，就是简单的扭动就能运动到平时缺乏锻炼的部位。使腰腹肌肉得到拉伸，血液循环加速，而且能促进肠胃活动，加强新陈代谢功能，让久聚在腰腹部的毒素和水分、脂肪统统一扫而光。

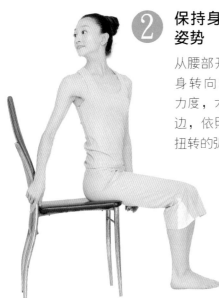

② 保持身体向上延伸的姿势

从腰部开始扭转，将上半身转向右后方。为增加力度，右手扶住椅子右侧边，依照自己的极限决定扭转的弧度大小。

③ 恢复第1步的坐姿

双腿自然向左侧摆放，右手扶住椅子右侧，左手画个大圆往上举高。吐气，骨盆稳定不动，左臂继续向右倾倒，延展左侧腰部线条。

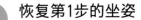

④ 双手扶住两膝

手臂伸直，收紧腹部，头部向下低垂，尽量让下巴贴近锁骨。

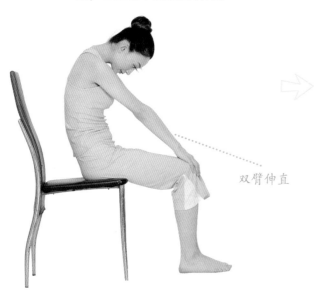

双臂伸直

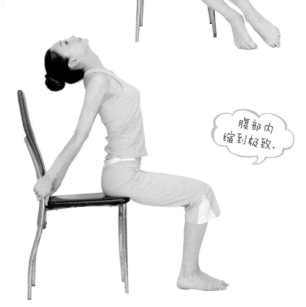

腹部内缩到极致.

⑤ 腰背直立

头部慢慢后仰，带动背部往后，肩膀保持压力，双手握住椅侧，手臂保持伸直。吸气，腹部内缩到极致，背部往后弓成弧形，双脚掌撑地帮助身体保持平衡。

妙趣毛巾操，让腰围尺寸一降再降

"窈窕淑女，君子好逑"，所谓窈窕，就是指身材苗条婀娜、腰部纤细的美女，原来自古以来，腰部没有多余脂肪就是美女的标准之一了。细柳般的纤纤细腰，是每个女孩子做梦都想拥有的，但是女生偏偏爱吃零食又懒得运动，导致腰部的脂肪越积越多。就算再懒的美眉，利用家里闲置的毛巾做做运动，就能轻松让腰围一降再降。

毛巾收腹原理

毛巾操的减肥瘦腰原理其实很简单，毛巾操主要是在伸展运动的基础上经过加工演变而来，传统的伸展运动本身可以起到锻炼身体的效果，但是加上一条毛巾之后，人们可以通过对这个道具进行牵拉来增加力度，从而使伸展运动的锻炼效果得到更加淋漓尽致的发挥，瘦腰效果也更加明显。

👑 毛巾收腹方法

准备一条洁净的干毛巾，先做一些基本的呼吸法来热身，能让接下来的毛巾操效果更佳。

收腹指数 ★★★★☆

① 自然站立

上半身挺直，两手各握住毛巾的一端，弯曲手肘呈90°，夹紧腰部，将毛巾垫在腰部绷紧。

弯曲手肘呈90°

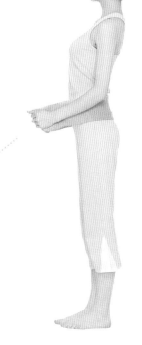

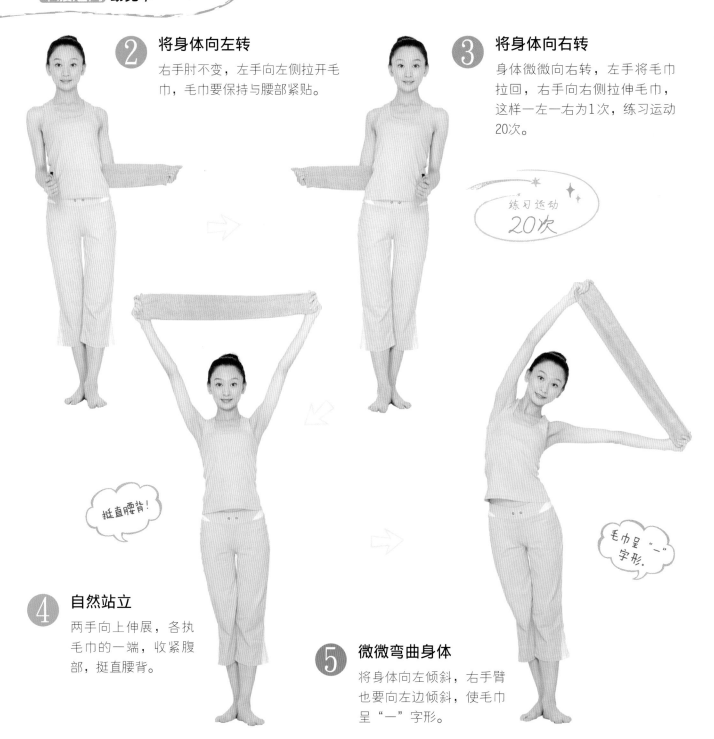

2 将身体向左转

右手肘不变，左手向左侧拉开毛巾，毛巾要保持与腰部紧贴。

3 将身体向右转

身体微微向右转，左手将毛巾拉回，右手向右侧拉伸毛巾，这样一左一右为1次，练习运动20次。

练习运动 20次

挺直腰背！

4 自然站立

两手向上伸展，各执毛巾的一端，收紧腹部，挺直腰背。

5 微微弯曲身体

将身体向左倾斜，右手臂也要向左边倾斜，使毛巾呈"一"字形。

毛巾呈"一"字形。

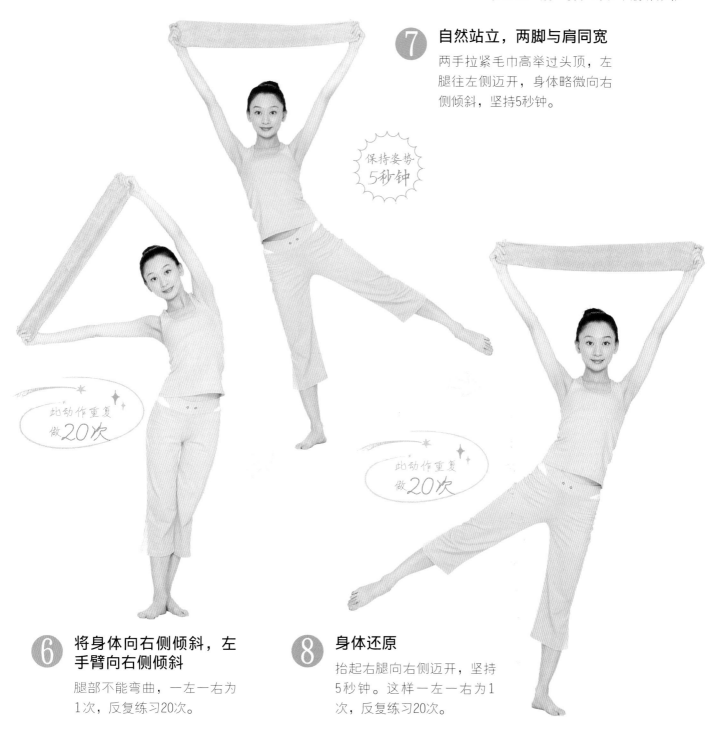

⑦ 自然站立，两脚与肩同宽

两手拉紧毛巾高举过头顶，左腿往左侧迈开，身体略微向右侧倾斜，坚持5秒钟。

保持姿势
5秒钟

此动作重复
做*20次*

此动作重复
做*20次*

⑥ 将身体向右侧倾斜，左手臂向右侧倾斜

腿部不能弯曲，一左一右为1次，反复练习20次。

⑧ 身体还原

抬起右腿向右侧迈开，坚持5秒钟。这样一左一右为1次，反复练习20次。

31

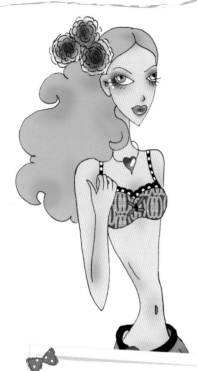

普拉提 减腹，
美人活力秀出来

如果腰腹变细了，整个人也会显瘦很多。可是，除了节食、吃药和泡健身房就没有办法解决烦恼了吗？错了哦，听说过普拉提吗？现在就带你去体验一下普拉提瘦腰的奇妙之旅。

♛ 普拉提收腹方法

在做普拉提之前，可以在身体任意部位涂抹一些舒缓提神的香薰精油，在一个舒适轻松的氛围中做运动，会更具效果。

收腹指数 ★★★★☆

普拉提收腹原理

普拉提是一种健美运动，它的特点是始终收紧骨盆来移动身体。经常练习的话，可以使骨骼和肌肉达到平衡，改善不良姿势，消除疲劳。它的重点是塑造身体肌肉，燃烧多余脂肪，同时对头部和肩颈也有很好的保健作用。比起其他很多运动方法，它更能帮助人们消灭下腹部的脂肪。

① 仰面躺在地上

腿抬起，膝盖弯成90°，大腿向上伸直，小腿与地面平行，双手自然放在身体两侧，手掌朝下，保持腹部肌肉收缩，同时把背部压向地面。

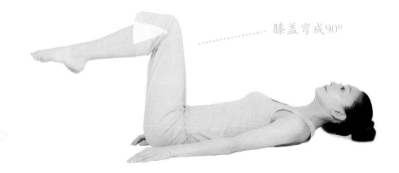

膝盖弯成90°

2 吸气的同时放低左腿

同时数着"下，下"，只从髋关节开始动，把脚尖点向地面，但并不是真的碰触到地面。呼气，然后把腿抬回到初始位置，同时数着"上，上"，然后换右腿做，交替12下。

此动作交替
做12下

3 双腿伸直

抬起左腿朝向天花板，脚趾尖绷直，双手放在身体两侧，手掌朝下，保持10~20秒。

保持姿势
10~20
秒

4 用右脚趾划一个小圈

把腿从髋关节开始转动，在开始绕圈的时候吸气，结束的时候呼气。尽量保持身体不动，同时收紧腹部。正反方向各做6次。然后换另一条腿重复。

正反方向各
做6次

收缩腹部
哦！

5 仰卧，双腿弯曲成直角

双手放在脑后，胳膊肘外翻，上半部分身体向上抬，抬起头，颈部和肩膀离开地面，并且收缩腹部。

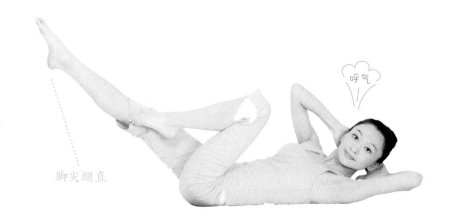

呼气

脚尖绷直

6 吸气

上半身转向左侧，向前伸直右腿，右脚脚尖绷直，左膝盖向右手肘方向尽量靠近，保持姿势10秒。呼气，换另一侧重复。两侧为1组，共做6组。

收缩腹部.

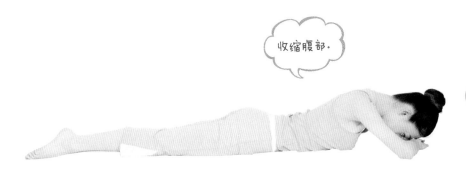

7 趴在地上

前额放在手上，手掌放在地上，双脚分开与髋骨同宽，收缩腹部。

8 抬起头部

肩膀和胸部离开地面，向右转动身体上半部分，背朝向中心，然后换左边重复，每侧6次。

转动身体每侧
各做6次

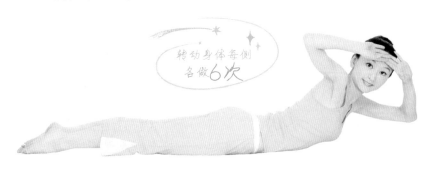

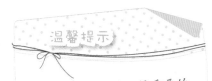

温馨提示

做普拉提时，很重要的一点是要注意做到动作缓慢，有所控制。如果在完成动作时产生困难，可以选择用手肘关节来代替所需部位作为支撑。

练习 "扭扭" 操， 瞬间变身小蛮腰

每次过完年，腹围都会快速膨胀，穿上什么衣服都会凸显出一圈难看的游泳圈，坐下来都要拿东西来遮挡，加上生活习惯不好，新陈代谢变得缓慢，排毒问题也随之而来。面对这些问题，可不能放任不管！一些简单的动作，也许就能帮你解决问题呢，一起来试试吧！

扭腰收腹原理

我们平时摄入过量的糖分、碳水化合物、脂肪时，赘肉的本体已经形成，这些脂肪隐藏在体内，等到紧急时刻才会被身体利用，时间越久堆积得越多，最后让整个人发福变形。通过运动可以消耗能量，当能量消耗到一定程度，身体内的脂肪才会被分解，转化成能量被消耗掉。现在推荐的这款扭腰操能改善骨盆的歪斜，锻炼身体肌肉，调整腰部周围肌肉的平衡，有效紧实腰部,还能提高基础代谢。

扭腰收腹方法

可以先做几下呼啦圈运动，让腰部血液和肌肉都活络起来，然后站立调整呼吸，准备进入扭腰操阶段。

收腹指数 ★★★★☆

1 自然站立

两脚自然并拢，两手手臂自然垂放于身体两侧，目视正前方。

双手垂放体侧.

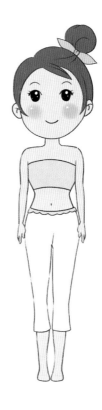

② **慢慢吸气**

双手抱住后脑勺，两手尽量
向上伸展，两手肘向上。

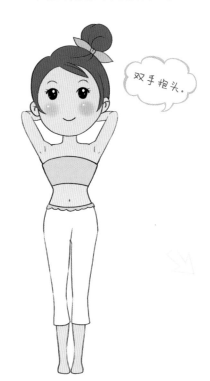

双手抱头.

④ **身体回正**

再将身体微微向右侧弯，直
至弯到左侧腰部出现轻微拉
伸感为止，坚持8秒钟。

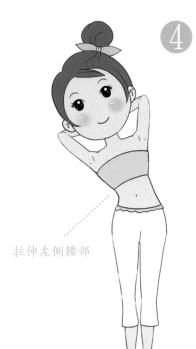

拉伸左侧腰部

微微向左
侧弯.

③ **将身体重心向左侧移动**

身体微微向左侧弯，直至弯
到右侧腰部出现轻微拉伸感
为止，坚持8秒钟。

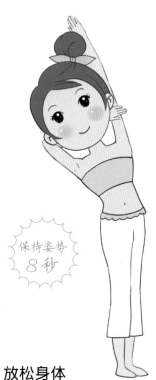

保持姿势
8秒

⑤ **放松身体**

将左手自然向上伸展，右手向
后伸展，手背紧贴着左臂，同
时将身体右转，坚持8秒钟。

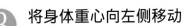

⑥ **将身体转正**

右手自然向上伸展，左手向后伸展，使左手手背紧贴右臂，同时将身体左转，坚持8秒钟。

⑧ **坐在地板上**

双脚屈膝合并，脚尖轻轻放在地上，双手放在臀部后方，上半身尽量挺直并保持直线，眼睛直视前方，不要把脖子缩短，保持身体平稳。

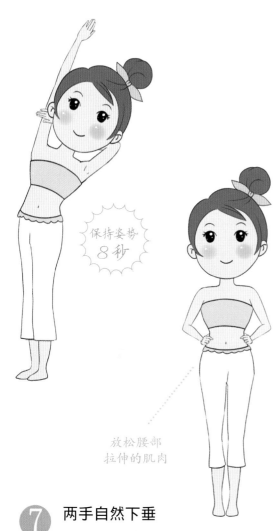

保持姿势 8秒

上半身挺直并保持直线

放松腰部拉伸的肌肉

⑨ **慢慢将脚掌离地**

手不要抬起来，感觉腹部肌肉用力，保持身体稳定后，将双脚提高，双手再慢慢松开，放在两脚两侧，停留3~5个呼吸，身体不要摇晃。

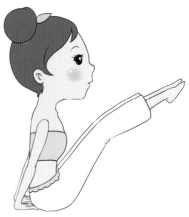

⑦ **两手自然下垂**

然后用两手食指和拇指的对合之力轻轻掐捏两侧腰部，放松腰部拉伸的肌肉，并增进局部微循环。

温馨提示

练习时，尾骨较大的人可以在臀部下方垫一块厚毛巾，这样在做动作时不会吃力，才能起到预期效果。

弹！弹！弹！
健身球弹出紧实小蛮腰

很多女性都有这样的困惑，就是好不容易消灭掉的小腹赘肉，一顿美味佳肴又将它打回了原形，实在让人郁闷不已。在小腹被赘肉缠上之后，除了在平时就做好腰部曲线的保护工作之外，还要通过不断的运动来将肥肉与自己分离开。仰卧起坐、跳绳、呼啦圈之类的运动可以达到这个目的，另外，接下来分享的这种健身球运动，趣味性更强，让人在轻松有趣的氛围中不知不觉就拥有了平坦的小腹。

健身球收腹原理

运动减肥是最科学最绿色的减肥方法，身材肥胖的人通过一定的有氧运动，可以使体内多余的脂肪迅速消耗，促进新陈代谢。通常，运动量越大，运动时间越久消耗的脂肪和糖分就越多。用健身球瘦身，可以提高身体的柔韧性、力量、平衡感以及姿态的优美。在健身球运动过程中还能有效锻炼到全身肌肉，其中以腰腹部的效果最为明显。

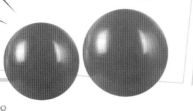

👑 健身球收腹方法

穿着舒适便于伸展的衣服，穿防滑的鞋子或是赤脚。先做一些简单的热身动作，让血液和四肢活络起来。

收腹指数 ★★★★★

① 平躺在地面上

用腿部夹住健身球，双腿与地面呈直角。

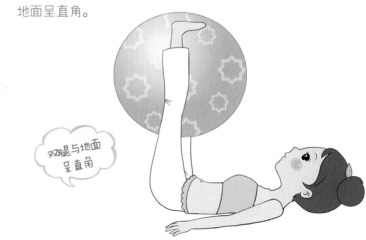

双腿与地面呈直角

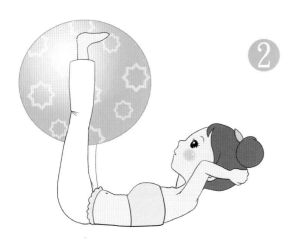

2 双手抱住后脑勺

用力抬起头部，使肩背部离地，保持5~10秒，
回到初始姿势。

3 将臀部和腰部靠在健身球上

双腿分开与肩同宽，双手抱头，将双腿伸直，上
半身躺在球面上。

双腿伸直！

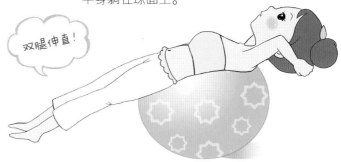

背部和地面平行

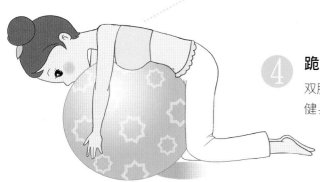

4 跪立在地面上

双腿并拢，健身球放在身体前方，上半身俯撑在
健身球上，背部和地面基本平行。

保持姿势
15~20秒

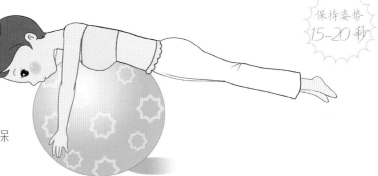

5 将腿部慢慢伸直

保持腹部收紧，使身体呈一条直线，保
持15~20秒，回到初始姿态。

⑥ 俯卧在健身球上

身体伸直与地面平行，双手撑在球前方的地面上，利用双腿的力量使球移动至小腿和膝盖附近，将臀部尽量向上抬高，保持15~20秒，重复3次。

⑧ 两腿分开与肩同宽站立

手臂向上举起健身球，将左脚向左移动一步，左脚移动的同时将球向右、上、左、下画圈。再次将左脚向左移动，向右侧抬起左脚，并将球向右、上举起，然后回到初始姿势，换另一边重复。共重复8次。

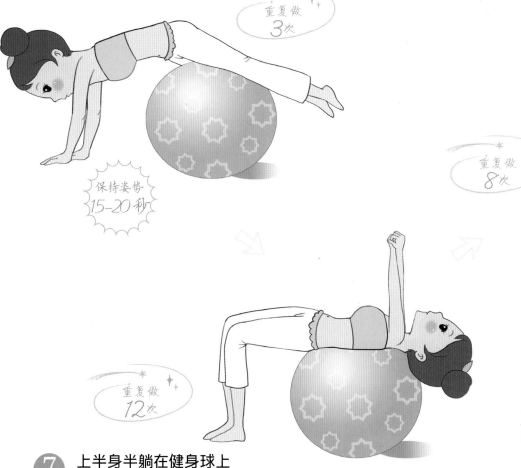

重复做 **3**次

保持姿势 **15~20秒**

重复做 **8**次

重复做 **12**次

⑦ 上半身半躺在健身球上

两腿分开与髋骨同宽，大腿与地面平行，膝盖弯曲呈90°。双臂向上伸直，双手交握成拳。双臂向右侧转动，然后回到中间，再向左侧转动，再回到中间，两腿向内回走，腹部用力抬起上身回到坐姿为整套动作，重复12次。

温馨提示

要选直径在55~75厘米之间的球，球体充满弹性，运动过程中要掌握好健身球的平衡。

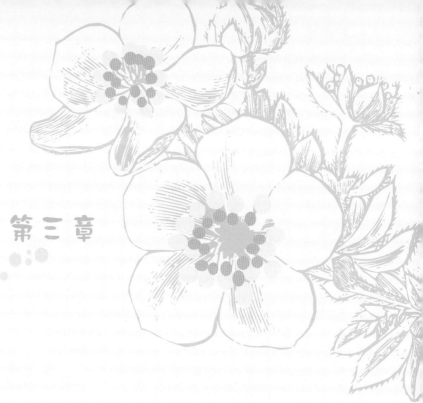

第三章

按出
紧实腹部，
收获性感
腰腹曲线

腹部穴位按摩，轻松瘦腰腹

　　腰部是身体的黄金分割点，腰线的美观度和位置会对整个身体产生举足轻重的影响。很多女生，尤其是上班族，年龄越增长，腰部赘肉就越容易围积。虽然肥胖的最大原因说到底依然逃不开吃得太多，但实际上，胃肠和胰脏功能低下也会使腰腹变粗的现象雪上加霜。接下来就带大家尝试穴位按摩，由内而外解决腹部肥胖烦恼。

穴位按摩瘦腹原理

　　胃肠功能紊乱会导致水分无法在体内代谢，直接导致多余水分堆积在体内，使脂肪的分解作用也无法发挥。此外，胰脏机能低下，会导致将糖分分解转化为热量的激素不足，使包括脂肪、蛋白质在内的物质代谢出现异常。为了强化肠胃功能，可以在"中脘穴"和"水分穴"两个穴位进行按摩，解决人体疲劳性肠胃障碍，提高脂肪代谢作用。

♛ 穴位按摩瘦腹方法

　　取穴时平躺，水分穴位于腹部正中线肚脐以上约1寸（1寸≈3.3厘米）处，中脘穴位于肚脐往上1掌处。

收腹指数 ★★★☆☆

1 按摩水分穴

将双手分别放在肚脐两侧，用手掌掌根把肚脐两侧的肉向中心挤压，按摩腹部的同时深吸一口气后慢慢呼出，呼出后双手松开，重复此动作5次。

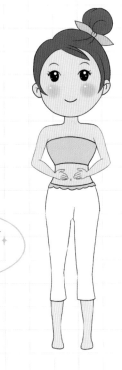

此动作重复做5次

② **双手手指弯曲**

用指尖横向抓住下腹部向上提拉，抓住下腹部的同时，应该用鼻子呼吸，吸足后慢慢呼出，一口气呼完后松开双手，重复此动作5次。

④ **双手除拇指以外的四根手指并拢伸直**

使拇指和其他四根手指呈剪刀状，用虎口夹住两侧腰部的肉，深吸一口气，同时手指用力捏住侧腹部的肉，重复此动作5次。

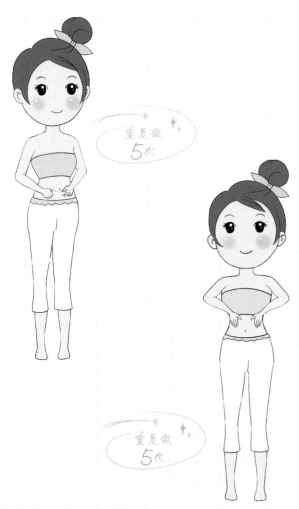

重复做5次

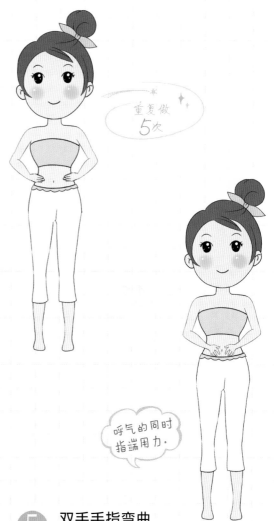

重复做5次

呼气的同时指端用力。

③ **两手掌指尖朝下按压肋骨以下处**

深吸一口气，然后向下按压两手掌，直到腰侧肌肉感觉微热，重复动作5次。

⑤ **双手手指弯曲**

用手指上下抓住肚脐区域的肉，鼻子深吸一口气，然后嘴慢慢呼出，呼气的同时指端用力，用力按摩侧腹部的穴位。

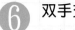
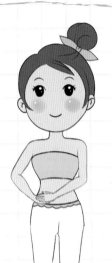

6 **双手交叉重叠**

放在右下腹处，以耻骨的正上侧位置为基准，用两手轻轻揉按腹部，之后将腹部的肉向上推挤，左右腹部各重复5次。

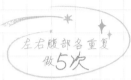

左右腹部各重复
做5次

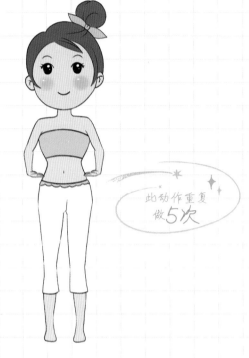

此动作重复
做5次

7 **双手除拇指外的四根手指并拢**

将手指垂直放在下腹部的两侧，深吸一口气，让腹部鼓起，之后慢慢呼吸，呼气时用指端有节奏地按摩下腹部，重复此动作5次。

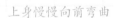

上身慢慢向前弯曲

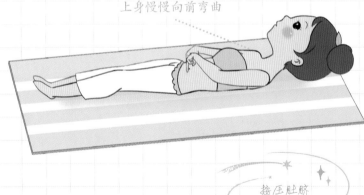

按压肚脐
约5次

8 **按摩中脘穴**

躺在床上，将双手的中指伸直，垂直放在肚脐上，指端对准肚脐，其余四指握成空心拳辅助用力，按压肚脐约5次，边按边放松，同时慢慢将上身向前弯曲。

温馨提示

　　按摩前，先挺直身体站立2分钟，这2分钟时间里要进行深深的腹式呼吸。吸气的时候感觉肚子在无限膨胀，呼气时感觉腹部正向后背收缩，这样能够增强穴位按摩的功效。

直奔 S 身材，腰腹按摩冲！冲！冲

办公室的白领一族，想拥有完美身材但又懒得动四肢？好吧，那就动动手指吧，一样可以帮助你赶走脂肪"大妖怪"。

按摩瘦腰腹原理

腰部臃肿，通常是由于脂肪在此堆积过多造成的。中医认为，人体气血阻塞，血液循环不畅，代谢出现障碍，营养无法完全输送到各个毛细血管，便会导致代谢变慢，脂肪堆积，按摩的过程，其实是个活血通经、行气散瘀的过程。通过按摩，能提高机体代谢能力，加快血液循环，促使毛细血管扩张，达到有效刺激腰腹肌肉、加速脂肪消耗、使腰部变得纤细的目标。

👑 按摩瘦腰腹方法

按摩若在洗完澡后进行，效果会更佳，因为这时身体表面还很温润，能加快消脂和血液流通的速度。

瘦腰腹指数 ★★★☆☆

双手在腰部和腹部反复搓揉

让肌肉放松和预热。

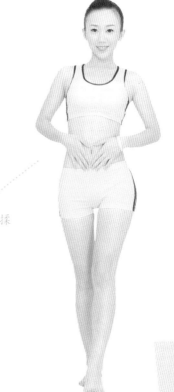

双手反复搓揉

② 双手交替

从胸围下部开始向腹部推进，反复推进15次左右，再沿着此方向有节奏地轻拍。

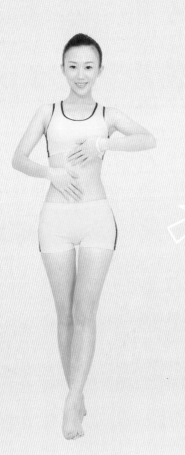

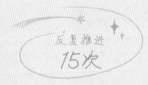

反复推进
15次

④ 双手叉腰

挺直腰背，两手掌根抵住臀部上方，以画圈的方式推压至腰部，按摩5次。

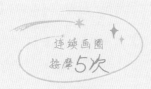

连续画圈
按摩**5次**

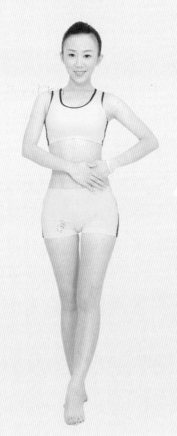

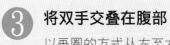

③ 将双手交叠在腹部

以画圈的方式从左至右按摩腹部，一左一右为1次 ，连续画圈按摩5次。

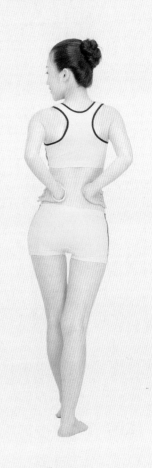

双手掌根
抵住臀部上方。

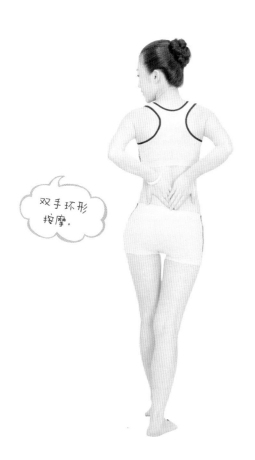

双手环形按摩。

6 **将两手的食指和拇指相扣**

利用两手指的力量，从上到下揉捏腰部，直至腰部出现发热发烧的感觉。

从上到下揉捏腰部

5 **双手抵在尾椎骨处**

利用指腹的力量，环形按摩至腰间，直至腰部出现发热的感觉。

哑铃瘦臀·注·意·事·项

1 按摩过程中力度要均匀，轻重要适度。除了掌心、掌根、指腹之外，还可以在按摩中充分运用到手指关节、拳心等部位。

2 单个动作重复2~3遍，直到腰腹部出现红热感为止，然后再将整套动作重复一遍，可以达到更好的按摩效果。

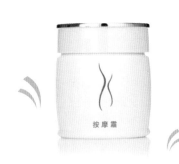

按摩霜

每天按一下，

立即变成"小腰精"

夏天到啦，又是露脐装、吊带的狂欢季了，如果因为没有平坦的小腹而无法享受这些清凉迷人的装束，实在是一件遗憾的事情啊。也许是因为囊中羞涩而不能经常光顾健身房和美容院，别担心，今天就教你一些经济、环保、简单的收腹妙招。

👑 按摩瘦腹方法

胃经气血由人迎穴输送到头部以下的身体各部分，胃经进出头部的气血都要先经过大迎穴的盘查，所以这两个穴位被打通了，就能让气血更顺畅。按摩需要长期坚持，切记，按摩时用力一定要轻柔，要用腕力带动手指进行按压。

收腹指数 ★★★★☆

① 将两个拇指上下重叠

在腹部以及相关穴位进行按压，按压的轻重应该以手指感觉到脉搏跳动、且被按摩的部位没有感觉疼痛为最合适。

两拇指
重叠按压！

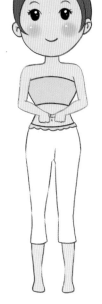

按摩瘦腹原理

腹部按摩可作为消除腹部脂肪的有力武器，具有简单易学、感觉舒适、见效快等特点。利用揉、捏、按的动作，再加上一些按摩霜的辅助作用，对于脂肪的改善效果相当不错。按摩可以提高皮肤温度，大量消耗能量，促进肠胃蠕动，减少肠道对营养的吸收，促进血液循环，让多余的水分排出体内。

② **两手手指并拢**

一只手掌放在另一只手掌背上，右手在下，左手在上。右手掌和手指平贴腹部，用力向前推按，然后左手掌用力向后压，一推一回，由上而下慢慢移动，好像水中的浪花似的。

④ **以肚脐为中心**

在腹部逆时针画一个问号，沿问号的方向按摩，先按右侧，后按左侧，各按摩30~50下。

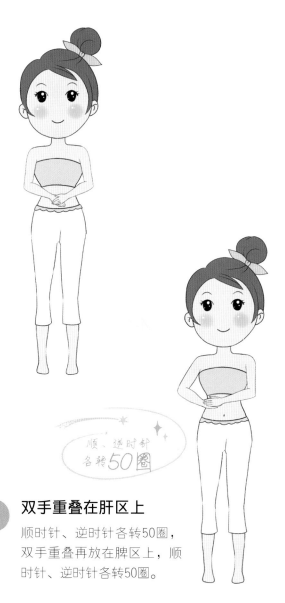

各按摩 30~50下

顺、逆时针 各转50圈

③ **双手重叠在肝区上**

顺时针、逆时针各转50圈，双手重叠再放在脾区上，顺时针、逆时针各转50圈。

⑤ **双手十指从小腹向上腹**

竖向抓拿提起腹肌8次，再左右横向抓拿8次。提起放下为1次。

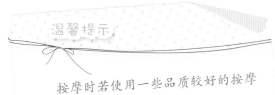

温馨提示

按摩时若使用一些品质较好的按摩霜，可以达到事半功倍的效果。

5分钟肠道按摩，
减脂收腹速成秘籍

夏季来临，紧身衣又来考验姐妹们的身材啦！稍不注意的话，藏匿了一个冬天的小腹赘肉就偷偷跑出来了。要知道腰部曲线是身材美丽的关键，腰身如果恰到好处，即使胸不够丰满，臀部不够翘，视觉上也仍然给人曲线玲珑、峰峦起伏的美感；反之，就变得粗笨不堪。中医学知识告诉我们，经常按摩腰腹部肥胖部位也可以达到燃脂减肥的目的，算是一种特别行之有效又健康安全的瘦腰方法了。

肠道按摩瘦腹原理

肠道内堆积废物过多，肠内乳酸菌减少，肠内环境恶化，粪便在肠内停留时间过长，粪便中的废物和毒素就会被肠道吸收，造成肥胖、肌肤粗糙的状况出现，这也是引起小腹赘肉和便秘的重要原因之一。所以，想要减掉小肚腩，首要任务就是清理肠道。肠道按摩法的原理在于透过按摩提升肠道活性，让肠道健康，达到健康美容减肥的效果。

👑 肠道按摩瘦腹法

身体站立，做一组深呼吸后，慢慢放松身体，以最佳的状态开始进行按摩。

瘦腹指数 ★★★★☆

① 双手指腹点按在肚脐周围

进行按压按摩腹部，动作持续20秒。

动作持续
20秒

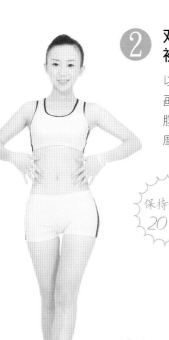

 2 双手位置回归第1步的初始状态

以指腹下的腹部为中心，以画圆圈的方式稍微用力按摩腹部，对整个下腹进行按摩，动作保持20秒。

保持动作 20秒

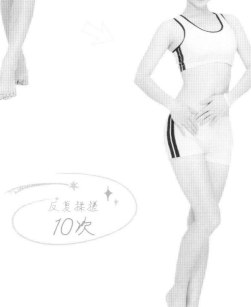

反复揉搓 10次

3 双手放在下腹部

顺时针方向以画圈的方式按摩腹部，整个手掌慢慢揉搓，来回反复10次。

4 双手握空心拳

轻轻敲击下腹部，注意不要用力过猛，尽量有节奏地敲击。动作持续20秒。

动作持续 20秒

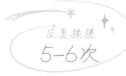

反复揉搓 5~6次

5 除拇指外

其余四根手指指腹由肚脐下方开始向下稍稍用力按摩，这样有助于促进和刺激肠内留存的老旧废物排出。来回反复揉搓5~6次。

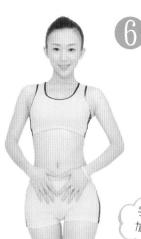

⑥ 双手五指张开

完全覆盖住下腹，利用手部的温度给下腹加热，这样可以促进老化废弃物的排出。双手最好可以有节奏地振动。

手部温度加热下腹

⑧ 由腰部位置开始

向下腹的方向揉搓，用力不要太猛，以拇指指腹揉搓效果最佳。来回反复揉搓10次即可。

反复揉搓 **10次**

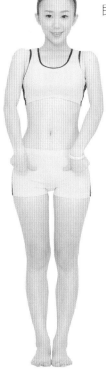

双手抓或揉捏腰部赘肉

⑦ 双手五指张开环住腰部

抓或者揉捏腰上的赘肉，不停地变换进行揉捏，这样有助于刺激腰部多余脂肪的分解。

肠道按摩瘦腹·注·意·事·项

1 做按摩或者做运动之余，还要多吃生菜增加酵素的摄取，以刺激肠道活性。

2 每天至少摄取1.5~2升的水，分几次喝完。让肠道顺畅地制造粪便，帮助身体排毒。

赶跑脂肪，小美女"自摸"有妙招

还在纠结为什么你会有可恶的小肚子吗？先来看看你有没有这些坏习惯，你是不是无肉不欢，不爱吃水果蔬菜？是不是不爱喝水，只热衷于咖啡可乐？是不是一吃饱就坐着或者躺着？是不是每天缺乏运动，除了挤公交外再没有别的运动？是不是熬夜成为习惯，不到半夜两三点坚决不肯睡觉？如果回答"是"或者大部分都"是"，那你总算知道自己大腹便便的原因了吧？接下来就该对症下药减肚子啦！

小美女按摩瘦腹原理

女性腰腹囤积赘肉，大都是因为久坐，毒素沉淀造成的，所以采用按摩的减肥方法，利用手指的温度和力度，来打通体内阻塞，促进新陈代谢，让身体排毒更加顺畅，就可以轻松达到瘦腰减肚子的目的了。

小美女按摩瘦腹法

上身挺直，放松身心，双手洗干净后反复搓揉直至发热，一边深呼吸，一边稳定情绪。

瘦腹指数 ★★★★☆

1 高举左手臂

弯曲右手肘，右手手指并拢，分别在左右两侧腰部用指腹轻轻上下来回按摩，按摩1分钟后，放下左臂，向上抬高右臂，左手重复按摩。

按摩
1分钟

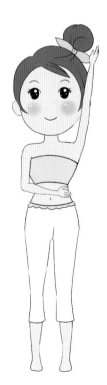

② **两手手指并拢**

同时用指腹从骨盆的一侧往上轻擦，一边按摩一边轻轻提拉，左右都要按摩一下。

一边按摩一边轻轻提拉

④ **用指腹以逆时针的方式打圈按摩肚脐周围**

接着在相同的位置用指腹以旋转方式顺时针揉按。改善便秘，腹部自然能变得平坦。

顺时针揉按！

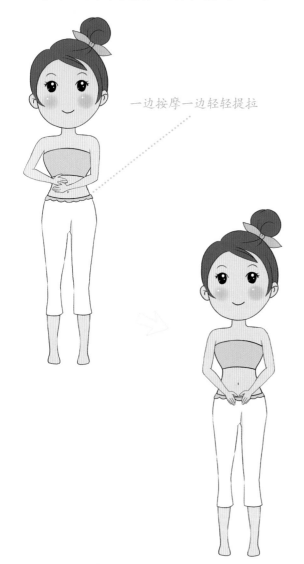

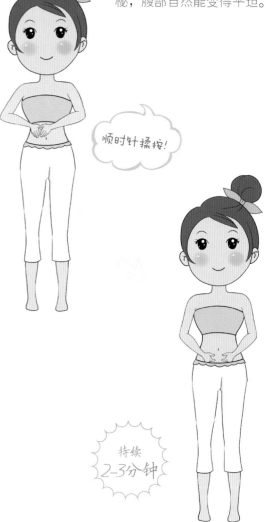

持续 2~3分钟

③ **紧接着从骨盆上侧到大腿根**

用双手手指并拢向下轻擦左右的下腹，将毒素和废物驱走。

⑤ **用双手大拇指以及食指抓住肚脐下的肉肉**

向下折曲，持续2~3分钟。

⑥ 将同一部位的表皮抓捏起来

轻轻向外抓捏后弹开，进行2~3分钟的按摩。

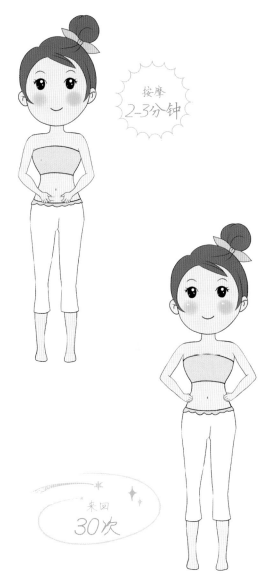

按摩
2-3分钟

⑦ 将腰部两侧的肉抓起来往内曲折

来回30次，对消除腰窝脂肪很有效果。

来回
30次

⑧ 使用双手大拇指以及食指将腰部肉以交错方向抓捏起来

进行左右各30次的扭捏按摩。

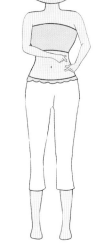

左右
各30次

⑨ 使用双手指腹

由腰窝往下腹中央滑动按摩。

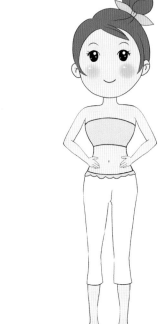

按摩瘦腹·注·意·事·项

1 腹部按揉一般选择在夜间入睡前和起床前进行，排空小便，清洗双手，再进行。

2 腹部皮肤有化脓或者急性炎症，如肠炎，痢疾、阑尾炎等时不宜按摩，以免加重病情。

轻松"享瘦",按摩开启神奇小蛮腰之旅

　　不知道大家注意到没有，当一个人开始发胖时，大多都是从腰腹这个地方胖起来的。因为在日常生活中，走路逛街、跑步、爬楼梯、骑脚踏车等活动，都会有意无意地运动到身体各个部位的肌群，唯一例外的就是腰腹。除非刻意锻炼，否则这里的肌群几乎不会运动到，脂肪当然就更喜欢在这里安家。如果你不想衣裤的尺寸越买越大的话，就快从现在起，按照如下的方法，飞速地运动起来吧！

轻松按摩瘦腹原理

　　按揉腹部可以增加腹肌和肠平滑肌的血流量，增加胃肠内壁肌肉的张力以及淋巴系统的功能，使胃肠等脏器分泌功能活跃，从而加强对食物的消化、吸收和排泄，改善大小肠的蠕动，经常科学巧妙地揉按腹部，能刺激到末梢神经，用快慢不同的力度按摩，使毛细血管畅通，促进脂肪消耗。

👑 轻松按摩瘦腹法

　　在按摩之前可以先用热毛巾敷一下腹部周围的肌肉，让热量渗透到皮肤中，增强按摩效果。

瘦腹指数 ★★★★☆

① 全身放松

右手全掌按在腹部，然后以肚脐为中心，按顺时针方向按摩。呼吸要保持平稳，力量均匀。按摩与呼吸同步，吸气时手按摩右上半圈，呼气时手按摩左下半圈。

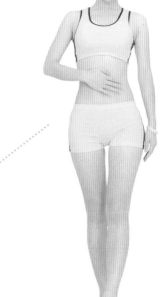

呼吸要保持平稳，力量均匀

② 两手放在腰部

将大拇指的指腹放在离脊骨最近的地方，两侧同时按压3秒，然后松手，这样一直压到外侧，用力越大效果越好。

③ 接下来按摩肚脐正下方

将两手的食指、中指和无名指并拢，一次由右向下一指压肚脐正下方两点，轻轻地按压在上面，感觉力度适中为宜。

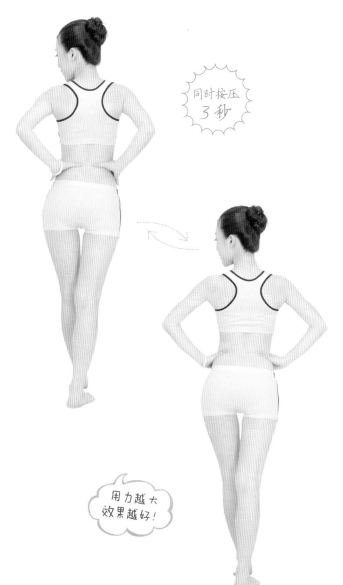

同时按压 3 秒

感觉力度 适中为宜.

用力越大 效果越好!

用力推腰后侧赘肉

④ 将两手放在腰侧

大拇指用力将腰侧后方的赘肉往下前方推，这样感觉似乎将赘肉挤进了骨盆里。

美人进行时
平腹翘臀 窈窕术

6 先用鼻子深深吸一口气

然后慢慢呼气，同时手掌依顺时针方向在腹部画圆圈，注意将意识集中在丹田穴（位于肚脐和骶骨中间）。

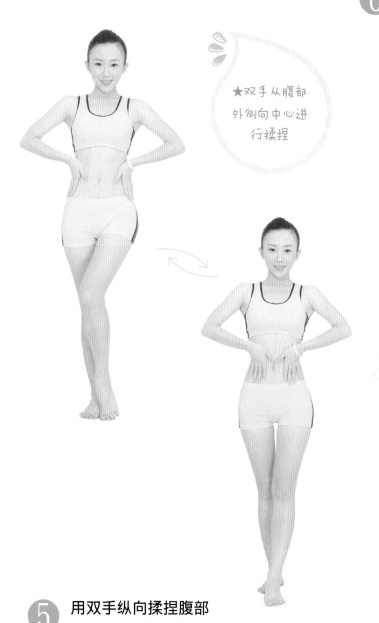

★双手从腹部外侧向中心进行揉捏

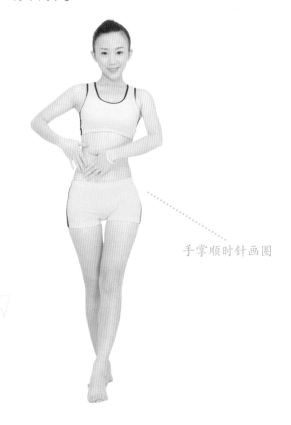

手掌顺时针画圈

5 用双手纵向揉捏腹部

会有利于消除赘肉，注意必须由腹部外侧向中心进行揉捏。

温馨提示

　　腹部按摩每天做1次就好，但是特别饥饿时和饭后不宜进行。如果有慢性疾病，可以在坚持按摩1个月后，休息几天再继续坚持，配合饮食效果更佳。

手指助燃，
全方位抹平小肚子

腰腹部堆积起厚厚的脂肪层，就像鲔鱼肚子一样，不敢穿修身的衣服不说，每次走到人多的地方还要用力收腹，那种感觉姐妹们一定受够了吧？可是一想起减肥，又觉得运动会流汗，不要！吃药减肥伤害身体，不要！节食减肥必须放弃各式琳琅的美食，不要！看来，只有轻轻动下手指就能瘦下来的按摩手法，才真的适合此类型的姐妹哦。

👑 手指助燃瘦腹法

上完厕所后，在床上或者沙发上仰卧，全身放松，保持呼吸均匀。

手指助燃瘦腹原理

腹部按摩可以提高皮肤温度，大量消耗皮下脂肪，还能使胃肠以及腹部肌肉强健，促进肠胃蠕动，减少肠道对营养物质的吸收，促进血液循环，使消化液增多，淤积消失，让多余水分排出体外。

瘦腹指数 ★★★★★

取适量身体乳在手心

用掌心的温度温热乳液后，从腹部开始往腰部进行涂抹。直至被吸收，感觉不油腻。

涂抹身体乳！

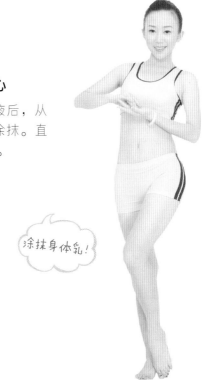

② 利用双手食指

中指和无名指的指腹，以肚脐为中心，以顺时针方向画圆，重复10次。做完后腹部会产生舒缓的感觉，如果没有，再加重力度重来一次。

按压天枢穴。

④ 双手肘继续保持弯曲

一只手压在另一只手背上施加压力，另一只手用指腹按压肚脐下方约三根手指距离的大巨穴，可以有效帮助排泄。

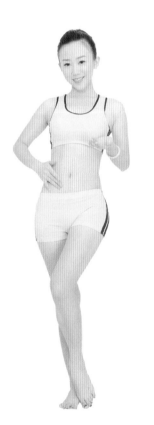

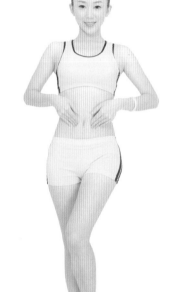

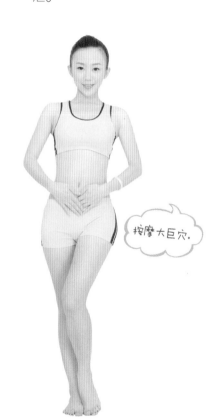

按摩大巨穴。

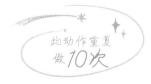

此动作重复做10次

③ 弯曲双肘

利用手指指腹按压肚脐两侧约二根手指距离的天枢穴，可以帮助消化，促进肠胃的蠕动。

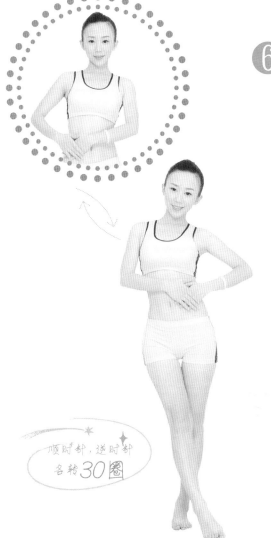

⑦ 左手叉腰

右手从胃部开始向左下方揉搓，经过小腹、右腹还原于胃部为1次，共按摩36次。然后以右手叉腰，左手同样方法按摩36次。

⑥ 以肚脐为中心

在腹部逆时针画一个问号，沿着问号的方向按摩，先按右侧，然后再按左侧，各按摩30~50下。

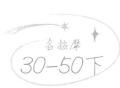

各按摩
30-50下

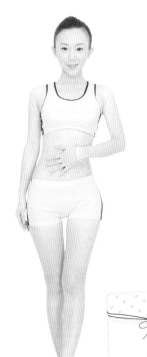

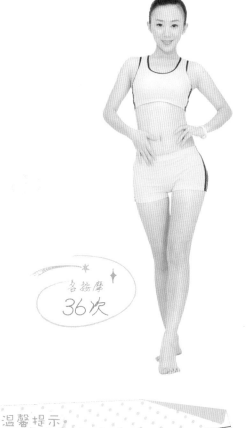

各按摩
36次

顺时针，逆时针
各转30圈

⑤ 双手重叠放在右侧第11、12根肋骨附近

顺时针、逆时针各转30圈，然后双手重叠再放在左侧第11、12根肋骨附近，顺时针、逆时针各转30圈。

温馨提示

按摩时身体要自然放松，力度也要掌控适中，过饱和过度饥饿，以及特别疲惫之力或情绪不稳定的情况下，都不适合进行按摩。

小汤勺发挥强大,

做紧致收腹大赢家

一到冬天,人们就变得食欲很好,特别是零食,有的女性甚至可以不吃饭,但绝对不能不吃零食。从冬吃到夏,换上凸显身材的夏衣,才知后果严重。解决这一烦恼其实并不难,按下面推荐的方法再加上日常调理,就可以轻松收腹啦!

汤勺瘦腹原理

汤勺比较大,而且瓷汤勺无论是勺子还是柄部分都很圆滑,不仅不会刮伤皮肤,还能达到很好的按摩功效,长柄的末端还可以用来按压穴位。而且冰的汤匙可以迅速改变温度以及传递温度,能提醒皮肤,促进血液循环,达到排毒放松的目的。

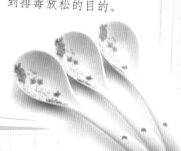

♛ 汤勺瘦腹方法

准备一个稍大的汤勺,瓷质或是金属的皆可。将表面擦拭干净,待用。

瘦腹指数 ★★★★★

① 将汤勺握在手中

使用汤勺的背面,按照顺时针方向,按压肚脐周边的肌肉,可以稍微加大力道,能有效刺激肠道,改善便秘。

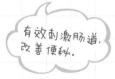

有效刺激肠道,改善便秘。

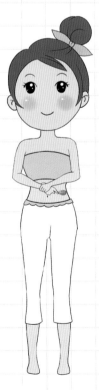

② **使用汤勺的背面**

按照顺时针的方向，在肚脐周边画圆圈。重复做10次，能有效增进肠胃蠕动。

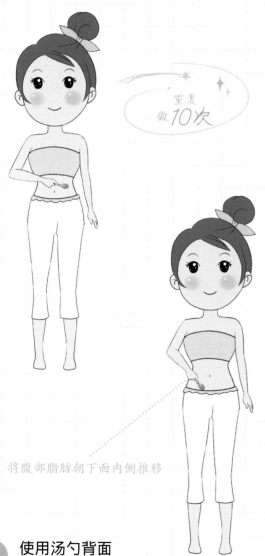

重复
做**10**次

将腹部脂肪朝下面内侧推移

③ **使用汤勺背面**

沿着图中斜线的方向，将腹部脂肪朝下面内侧推移，这样做能在短时间内帮助雕塑美丽腰身。

④ **腰部用力挺直站立**

使用汤勺的背面由侧腹部朝骨盆上方以及大腿根部进行按摩，这样借着腰部力量可以帮助塑造完美曲线。

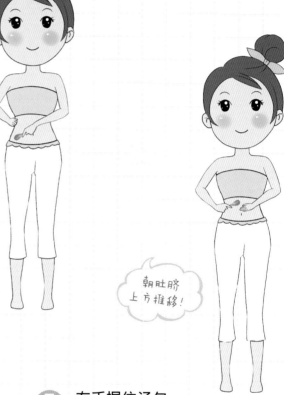

朝肚脐
上方推移!

⑤ **右手握住汤勺**

由侧腹部朝肚脐上方推移以及按摩，让美丽腰线定型，从此拥有迷人小蛮腰。

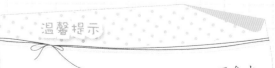

温馨提示

将汤匙在冰箱里冰冻一夜后，再拿出来使用，更加具有紧致肌肤的作用。

懒美人大爱，
搓搓揉揉小肚子不见啦

每天拖着腰间的一圈肥肉心里很不舒服，想减肥，却发现自己很懒，根本不想去思考那些步骤繁琐的各类减肥方法。怎么办呢？其实，懒懒的女生也有美丽的权力，既然不想学那么复杂的动作，那就来点简单的，然后保持恒心，一样可以收起讨人厌的赘肉，练就平坦的小腹。接下来详细介绍这种以搓揉为主的减腹方法。

搓揉瘦腹原理

小腹处于人体的中心位置，拥有众多的穴位和经络，穴位和经络的通畅与否对于平衡全身气血起着关键性的作用。所以经常对小腹揉一揉、搓一搓，可以帮助畅通肠道，清洁宿便，加速体内毒素的排出，使新陈代谢更加顺畅，这也从根本上减少了脂肪堆积的可能性。

♛ 搓揉瘦腹方法

穿宽松的衣服，露出肚子部分，双手洗干净，保持呼吸均匀。开始准备进入按摩阶段。

瘦腹指数 ★★★☆☆

① 双手手指自然地张开

轻轻拍打自己小腹部位最胖的地方，动作尽可能要轻柔，像对待刚出生的婴儿一样。

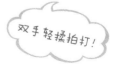

双手轻揉拍打！

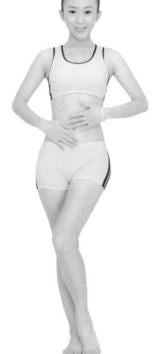

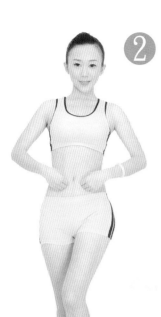

 将双手大拇指收向掌心

其余四根手指握拳，使其成为空拳，用它轻轻敲打小腹部位最肥胖的地方。

 双手十指稍微弯曲

呈龙爪状，轻轻地揉捏小腹部位最肥胖的地方。小腹的右上方分布着肝胆和脾，再往中间一点就是胃部。揉捏这几个部位可以去除肝胆的脂肪和脾胃的油脂，减少内脏脂肪囤积。

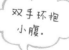 **双手环抱住小腹部位**

快速而大口地吸气，双手随着腹部往上提，然后尽量地吐气放松。可以配合第一步的拍打动作一起进行。

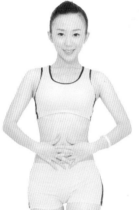

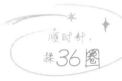

顺时针，
揉36圈

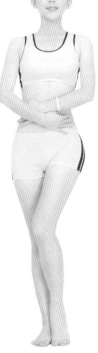

双手环抱小腹.

双手十指交叉相握

掌心对准肚脐。稍稍吸气收紧小腹，顺时针揉36圈，直到手掌和腹部均微微发热。

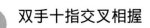

温馨提示

　　每一步动作大概都做36下就可以了。如果在揉捏和拍打的过程中感觉到疼痛，说明内脏功能可能不是太好。要尽量减少动作的力度。如果还没做完36下就感觉到身体不适，如出现头晕等症状，应该马上停止练习，休息一会后再继续进行。

大黄+粗盐按摩瘦腰腹原理

大黄是蓼科植物，它的根含有大黄酚、大黄素、大黄酸等蒽醌物质，具有攻击导滞，活血化瘀的作用，能有效促使肠胃蠕动，促进甘油三酯、脂肪胆固醇的排泄，减少脂肪胆固醇的吸收，还能促进胆汁分泌，有助于脂肪的消化。因为具有很强的减肥功效，所以被广泛用来制成减肥膏。粗盐具有发汗的作用，它可以排除体内的废物和多余水分，促进皮肤新陈代谢，还有着软化污垢，补充盐分的功效。

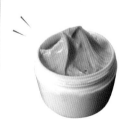

按摩有方，
曼妙"小腰女"速成通道

腰部一直都是凸显女性魅力的重点所在，一旦赘肉连连，会严重影响身材美观。此外，腹部是内脏器官的集聚地，脂肪堆积过多，就会影响内脏器官的功能和运作，常见的脂肪肝等都是危害一生的疾病。若在按摩时搭配一些吸收好，又对内脏器官有益的材料辅助，可以显著提升按摩效果。

♛ 大黄+粗盐按摩瘦腰腹方法

大黄膏市面上可以买到，无需自己调制，取一杯粗盐加上少许热水拌成糊状，还要准备一些保鲜膜，然后等待涂抹。

瘦腰腹指数 ★★★★★

① 用热毛巾把想减肥的局部敷热

然后均匀涂抹上大黄膏。

均匀涂抹上大黄膏

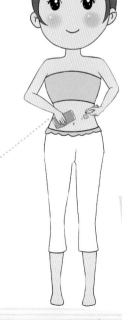

② 用双手手掌按顺时针方向或从肚脐上方约三寸处起

双手上下绕圈按摩，使大黄膏涂抹均匀，并由黄棕色变为乳白色，直至被完全吸收为止。

④ 双手除拇指外的四根手指顺着肋骨往下到胯部

用力按压，直到产生轻轻的痛感。整个涂抹大黄膏过程需要10~20分钟。

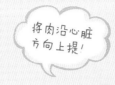

将肉沿心脏方向上提！

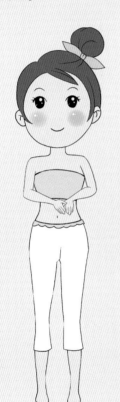

让大黄油
完全吸收

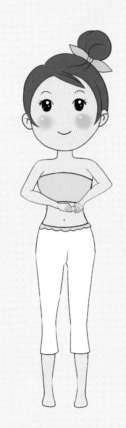

③ 将腹部肥肉从下往上提

双手抓住突出的肥肉，把肉一坨一坨沿着心脏的方向往上提，促进血液循环和脂肪消耗。

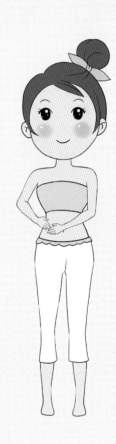

需要
10-20
分钟

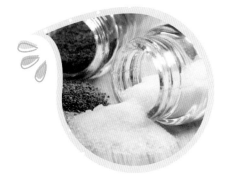

6 **双手握成空拳**

在腹部涂抹了粗盐的部位来回推抹，动作持续5分钟。

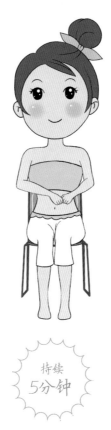

持续
5分钟

7 **当感觉腹部被推抹至发热时**

用保鲜膜将腹部紧紧包裹住，停留10分钟后去除保鲜膜，再用温水洗去残留的盐粒。

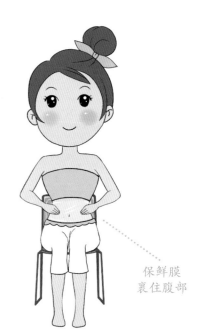

保鲜膜
裹住腹部

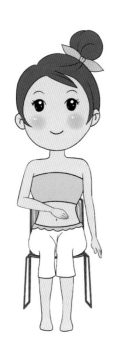

5 **坐在椅子上**

用清水打湿腹部赘肉堆积处，然后将搅拌好的粗盐均匀涂抹在腹部。

温馨提示

想要达到效果，是必须用粗盐来进行按摩的，但是如果有皮肤过敏症状，就应该选择细盐，这样可以减少对皮肤的伤害。

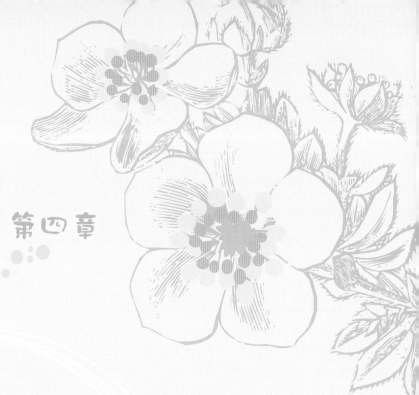

第四章

轻松运动
消臀脂，
塑造紧翘
臀曲线

专业哑铃 瘦臀法，不知不觉消赘肉

许多世界级的影星，她们的脸蛋并非世界级的，但她们特别注意自己臀部的"表情"，很多时候她是背对着观众，但紧翘的臀部曲线散发出来的美感却不亚于脸蛋传递的信息，可见，臀部对于女人是如此重要，因此，姐妹们要打起十二分的精神重视塑臀，首先请出我们的瘦身万能利器——哑铃，让提臀消脂尽在掌握中！

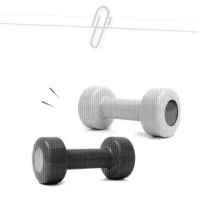

专业哑铃瘦臀法原理

健美体形的运动中，哑铃是不可或缺的好帮手。双手举哑铃可以让身体在承受一定的重量压力的情况下保持平衡和稳定，臀部在承重情况下进行收缩提肛运动有利于臀部多余脂肪的消耗，同时提拉臀肌，这样可以防止臀部因脂肪消耗而变得扁平。

专业哑铃瘦臀法

首先准备两个哑铃（如果没有，可用装满水的矿泉水瓶代替），做好准备活动后，开始运动。

翘臀指数 ★★★★☆

① 双手平举起哑铃

双脚站立同肩宽，脚尖略向外展。屈膝下蹲至大腿与地面平行，稍做停顿后立起还原。重复12次。

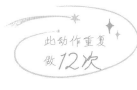

此动作重复做 12 次

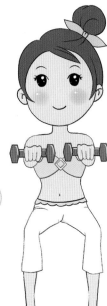

② 结束上一个下蹲动作后

使双脚站距大于一肩宽，腿尖加大外展角度，仍与膝保持同一方向。屈膝下蹲至大腿与地面平行，稍做停顿后立起还原。重复12次。

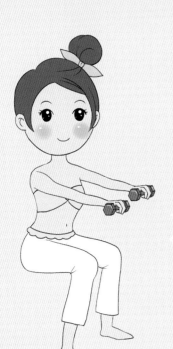

大腿与地面平行

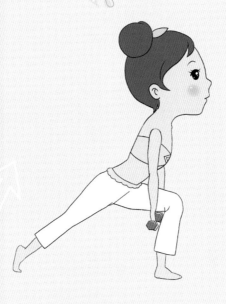

左腿膝关节与踝关节上下垂直，右脚跟提起。

③ 挺身站立

两手各持哑铃于体侧，手心向内，双脚间距同肩宽。左脚向前迈出一大步，屈膝箭步下蹲，直到左大腿与□平行。注意保□□与踝关□提起。稍□□后还原。

④ 屈肘同时把哑铃举至肩上

左脚向侧面跨出一大步，屈左膝下蹲。保持左膝与踝关节上下垂直。上体不要前倾，右腿伸直。稍做停顿，蹬左腿立起还原。

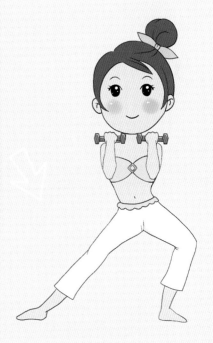

右腿要保持伸直！

71

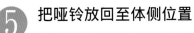
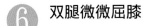

⑤ 把哑铃放回至体侧位置

左脚后撤一大步，脚跟抬起，屈膝下蹲至右大腿与地面平行。稍做停顿后再蹬起还原。

⑥ 双腿微微屈膝

上身和双手稍微往前倾，臀部收紧，手臂向下伸直，吸气收腹，臀部尽量后翘。坚持20秒。

⑦ 腰部往下压至臀部高度

双手向下伸直，腰部以上和头部往上抬起，眼睛直视前方。保持姿势20秒。

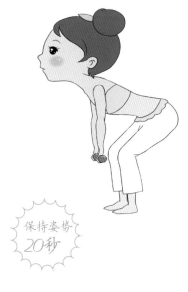

保持姿势
20秒

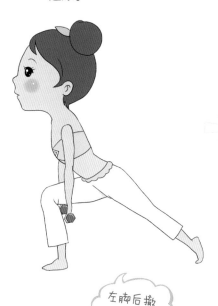

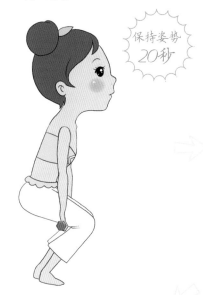

保持姿势
20秒

左脚后撤
一大步。

⑧ 双手保持往下伸直

上身慢慢往上延伸，腰部稍微往前，臀部收紧。20秒之后恢复站立姿势。

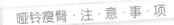

保持姿势
20秒

双臂保持伸直

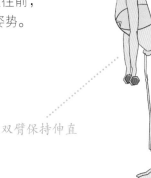

哑铃瘦臀·注·意·事·项

1 ♡如果觉得难度较大，可以将以上8步分为1和2、3至5、6到8三部分来做，每部分做完可以短暂休息片刻。

2 ♡3至5步属于箭步下蹲，此步骤对臀部脂肪消耗最大，锻炼时注意下蹲的体位要标准。

3 ♡第3步注意保持左腿膝关节与踝关节上下垂直，右脚跟应稍稍提起。

对抗地心引力，让松垮臀形去无踪

时间流逝，臀部逐渐被地心引力所击败，变得松垮下垂，这样松垮的臀形会使人的下半身看上去异常粗壮，个头也就显得更矮胖了。所以，为了美丽，我们必须让臀部时刻保持上挺的状态。接下来，让我们一起分享3分钟简单提臀操，让松垮臀部来个华丽的转身吧！

提臀操原理

下垂的臀部会让大腿根部变得臃肿和肥胖，肌肉失去了强有力的拉伸，屁屁不由控制地随着你走路的步伐左右晃荡，松松垮垮。提臀运动可以增强肌肉的收缩功能，上提臀部肌肉，让臀形变得丰满，同时减掉下部的赘肉，让大腿显得修长。

♛ 提臀消脂法

准备好一张垫子和一个抱枕，深呼吸几次，让能量充满全身，感受到全身血液顺畅流动，然后开始运动。

翘臀指数 ★★★★★

① 双手胸前交叉抱肩膀

双腿打开宽于肩膀，身体直立，然后慢慢将臀部向左移动，尽量做到最大幅度，左腿向左屈膝。反向重复上述动作，练习5个回合。

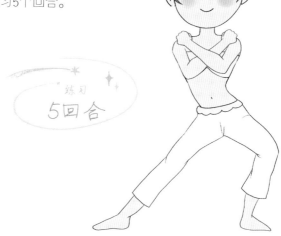

练习
5回合

② **两腿并拢**

眼睛平视前方，调整好呼吸，保持好站姿。

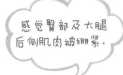

感觉臀部及大腿后侧肌肉被绷紧。

④ **站立，吸气**

右腿尽力站直，右脚趾抓紧地面。左大腿抬起与地面平行，小腿与大腿间呈90°，呼气，双手抱住大腿根部，以保持身体平衡。

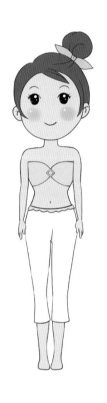

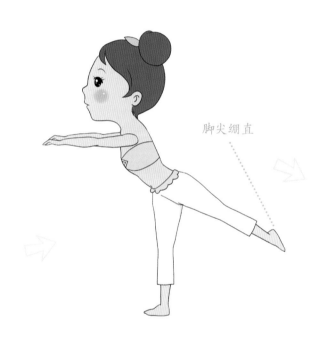

脚尖绷直

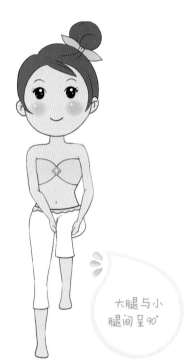

大腿与小腿间呈90°

双腿并拢

③ **吸气，将左臂往前抬起至水平**

同时挺胸收腹，左腿紧贴右腿往身后抬起，脚尖绷直，感觉臀部及大腿后侧肌肉紧绷。保持数秒后恢复站姿，再换腿做同样动作。

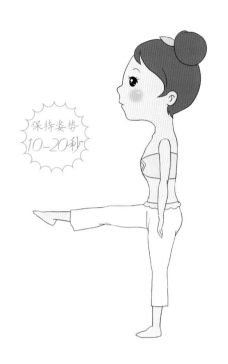

保持姿势
10~20秒

 深吸气

左大腿用力往前伸直，并往内勾脚尖，感觉大腿
后侧韧带和肌肉被拉伸。保持10~20秒后，恢复站
姿，再换腿做同样动作。

⑥ **平躺双腿伸直**

用膝盖夹住枕头，然后腿部弯曲向上半身靠拢，
感觉整个臀部向后拉。

腿部弯曲
向上半身靠拢

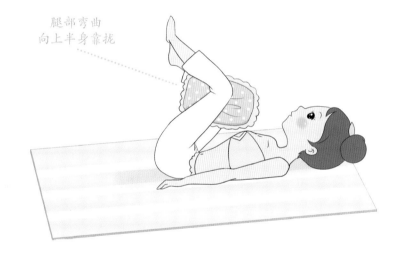

 侧躺

右腿屈膝，左腿伸直，然后慢慢抬起左
腿，身体保持不变。换右腿重复上述动
作，练习5个来回即可。

练习
5个来回

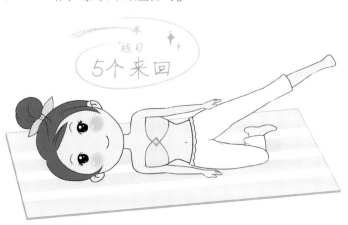

1 2、3、4步动作保持的时
间越长，提臀的效果越明
显，能够有效对抗臀部下垂的
问题。

2 第5步的拉伸动作能有效
锻炼大腿后侧及臀部下方
的肌肉，但要注意不要将韧带
拉伤。

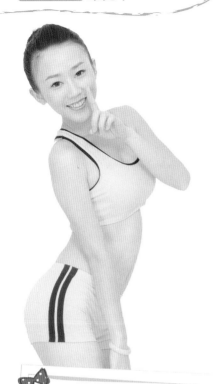

弹力 美臀运动，
助你秀出蜜桃美臀

　　人类文明高速发展的同时，人们对美女的审核也愈发苛刻，如果你的身材符合当前潮流的标准，那么恭喜你了，典型的新时尚窈窕美女；如果不达标，怎么办？首先减掉你的肥硕大屁屁，重新打造后翘的性感美臀吧！

👑 弹力美臀法

　　先取任意舒服的坐姿，做5～10分钟的腹式呼吸，让紧张的情绪缓解下来。接着做几组腿部热身运动。

翘臀指数 ★★★★☆

弹力美臀操原理

　　白领们长期伏案久坐，加之没有足够的运动量，日积月累，臀部变得粗糙，血液循环的不畅甚至会带来硬块暗结的不良后果。美臀操致力于恢复臀部的弹性，让臀部富有张力，加快臀部的血液循环，合理分布臀部的脂肪，重塑臀部的生动和美感。

① 双腿向两侧屈膝

打开股关节，小腿与大腿收拢起来，脚掌互相贴合，用两手各扶着脚腕来固定好姿势，上身挺直，收腹挺胸，面向前方，同时双膝尽量往地面下压，充分打开骨盆。

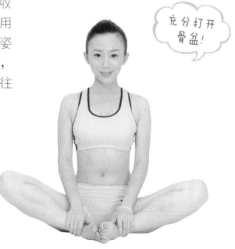

充分打开骨盆！

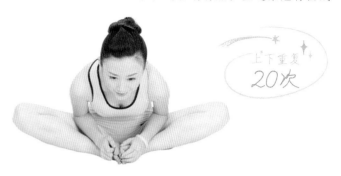

上下重复 20次

② 双手扶稳双脚

双腿保持压下不上浮，上身往前慢慢俯下，直至完全压下腰腹，头也低下，双手随之屈肘，上臂与下臂收拢起来，上下重复20次。

全身拉伸，充分与地面贴合

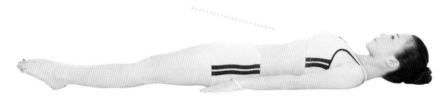

③ 躺卧在地上

双腿并拢，收起腹部，全身拉伸，充分与地面贴合，两臂放于身旁，伸直，用手掌贴紧地面。

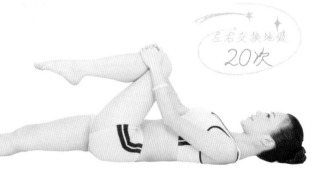

左右交换地做 20次

④ 屈左膝

将左腿往上身的方向收，小腿与大腿收拢，用双手抱着膝下的部位，左右交换地做20次。

左膝靠拢胸部

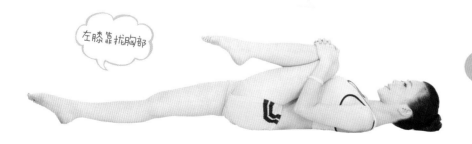

⑤ 保持躺卧的姿势

双臂用力，弯曲双肘，将左腿尽力向胸部方向靠拢，保持15秒后，换右腿重复动作。

77

6 **站立，大腿与臀部下降**

利用脚跟施力，左右移动身体，当身体移到右侧时，右侧大腿与小腿的夹角缩小，并且脚掌离地，左侧的大腿与小腿扩大夹角，脚跟作为固定点。

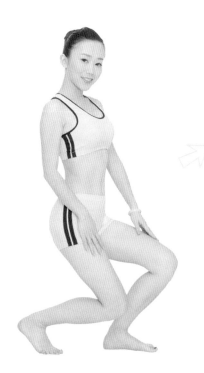

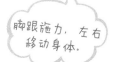

脚跟施力，左右移动身体。

上身前倾！

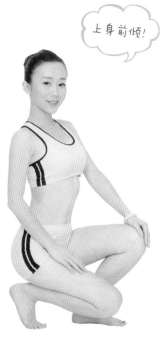

7 **同样双腿屈膝**

臀部下沉，幅度稍大，令左右大腿形成向下凹的曲线，上身前倾，用双手扶着双腿。

8 **以脚跟为固定点**

双手扶脚腕，左右来回移动身体，脚掌随之带起。

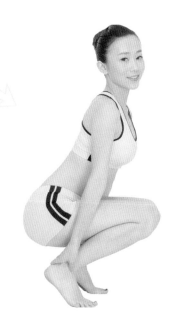

弹力美臀操 ·注·意·事·项

1 让臀部水润如蜜桃，可以涂抹一些护臀润肤露，配合运动练习效果更佳。

2 平时养成良好的习惯，不要连续几小时久坐电脑前，应每隔一段时间站立走动一下，以免大屁屁又卷土重来。

居家塑臀8步曲，终结扁平洋梨臀

许多女性有这样一个误区：认为胸大屁股大就是好的！其实这种认识是非常片面的，我们要前凸后翘，是需要有型有款的大，而不是盲目求大，那些扁平臀、洋梨臀的美眉们要做的最重要的一点就是塑形。下面的这套塑臀操简便易操作，让你居家休闲就能练就完美臀形，方便易学效果好！

塑臀操原理

首先洋梨型臀部的脂肪较多，要采取塑臀操中的有氧运动的体操来改善，同时锻炼臀部扩散的肌肉，让四散的无形臀部变得集中而有形；臀部扁平的人，可以通过塑臀操来锻炼肌肉，创造具有厚度的臀部，像塑臀操中的负荷性较大的几个步骤特别能够增强肌肉的力量，使臀部变得饱满的同时也能上翘。

塑臀运动法

准备一把椅子，最好是靠背椅，而不是转椅，将椅子放在墙边固定好，以免做动作的时候滑倒摔伤。开始动作之前，先做一下手臂、背部、腿部、以及足部的热身动作，让全身的筋骨舒展开来。

翘臀指数	★★★★★

1 自然站立

然后一面行走，一面将单脚跨前一步，频率可以逐步加快。以左右踏步为1次计算、进行8次。

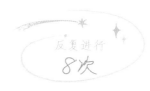

反复进行
8次

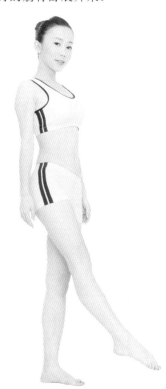

② **行走8次之后**

将单脚向前跨出一步，接着回到原位，继续4次这个动作。然后再行走一次后，另一只脚也向前跨出4次。注意伸直脊背持续5~10分钟再回正。

持续
5-10分钟

③ **距离椅子一脚宽站立**

右手扶椅背，腰背挺直。

向后抬腿！

④ **将左腿徐徐向后抬起**

必须抬到臀部外侧肌肉感到紧缩为止。

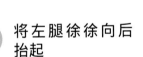

⑤ **回到第3步动作**

这次则是向后慢慢踢起左腿，直到后侧臀肌感到紧缩为止，然后恢复到1的姿势，相反的一侧也采用相同的方法，10~20次为1回合，共做1~3个回合。

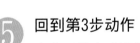

共做
1-3回合

⑥ 站立在椅子左侧

右手扶椅背，左手自然下垂，右脚牢牢贴着地面，左腿尽量向左侧抬起到极限位置，保持动作10秒。重复抬起左腿10次，然后换椅子右侧站立，抬右腿重复动作。

让身体和弯曲的小腿成直角

⑦ 面向椅子站立

右脚贴放在椅面上，脚跟踮起，让右大腿与地面平行。右手放在右大腿上，收紧小腹和臀部肌肉，保持20秒后，换左腿。

保持20秒

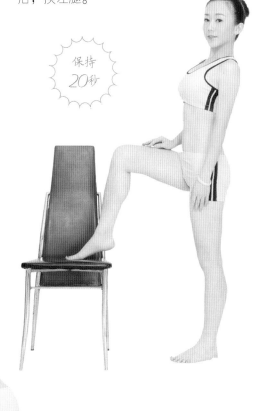

⑧ 右脚前脚掌放在椅面上

上半身俯身向下，两手肘弯曲，双手交叉握住小腿，胸部紧贴右大腿，保持动作20秒，再换左腿重复动作。

共做
2-3回合

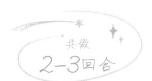

温馨提示

无论是向后抬腿、踢腿，还是侧向抬腿，都要保持好节奏，不要动作过猛拉伤肌肉。

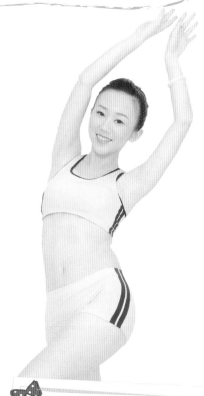

臀部 曲线操，
完美S形不是梦

曾有人专门举办美臀大赛，可见，人们是相当重视臀部美的。想要练就完美的臀部可不那么简单，在美臀目标上我们还有很长的路要走，美眉们可要做好心理准备！臀部曲线的塑造，让臀部玲珑有致，圆润光滑。想要自信，从美臀开始吧！

👑 臀部曲线操法

穿着舒适方便伸展的衣服，先做一些简单的腿部和手臂热身动作，如踢腿和手臂旋转，让全身血液活络起来。

臀部曲线操原理

臀部因为长期坐姿不良以及自然的作用会变得没有曲线，该平的地方不平，该凸的地方不凸，于是很多人出现臀部左右大小不均匀、臀形不够圆润等问题。臀部曲线操可以挽救我们业已形成的不良臀形，让臀部两边均匀受力、锻炼，同步发展。

翘臀指数 ★★★★★

① **直立**

两脚脚尖朝外分开比肩稍宽，尾骨处下沉，收紧臀部。抬起双臂，向前伸展开。往下蹲，像扎马步，保持双臂与肩同高。

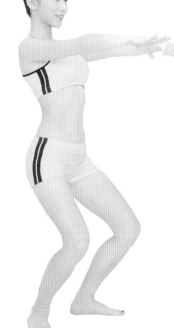

保持双臂与肩同高

② 保持上步动作

随着呼吸尽量放低身体，但不要使膝盖弯曲超过脚尖。保持这个姿势5秒钟后恢复到预备动作。重复蹲下站起的动作10次。到第11次时，坚持到20秒。

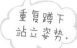

重复蹲下站立姿势。

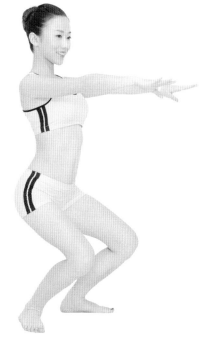

④ 双臂抬起向前伸直

右腿慢慢向外侧滑动，心里默数4秒。将腿滑动至不会感觉不适的最远距离。再将腿抽回，移至初始位置，默数4秒。重复这个动作12个来回，换右腿。

左脚置一块手巾上

③ 两脚并拢站立

双臂置于身体两侧，将身体重心移至左腿。稍稍弯曲右膝盖，右脚脚尖点地。

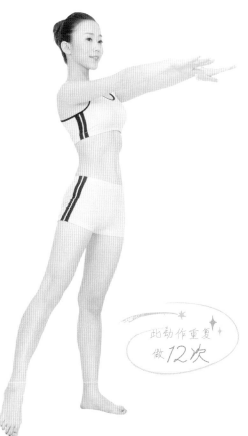

此动作重复做12次

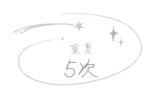
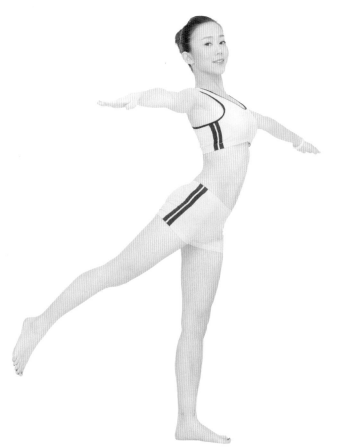

重复
5次

⑥ 左腿屈膝向前迈出

使膝盖与脚踝成90度。右膝向下，至膝盖轻轻着地。两脚蹬地向上跳起。在空中时换腿，落地时右腿向前迈出。重复10次。这可是小S钟爱的"剪刀步"哦！

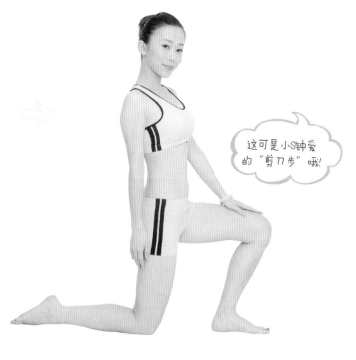

这可是小S钟爱的"剪刀步"哦！

⑤ 两脚分开站立

与肩同宽，脚尖向前。将右脚置于左膝内侧，双臂于身前自然下垂。右腿向后伸展，双臂分别向两侧伸开，右脚离地。坚持20秒恢复预备动作，重复5次，换腿。

臀部曲线操·注·意·事·项

1 每次伸腿动作的同时要收紧臀部，否则美化臀部曲线的功效会大打折扣。

2 为了美化臀部线条，呈现提高与紧绷的效果，可以用配合使用塑臀的内裤，尺寸依据个人具体情况来进行选择。

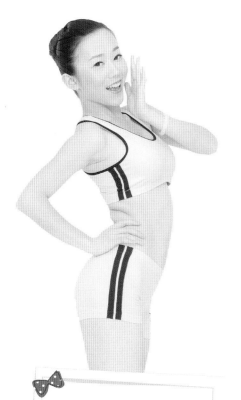

翘臀必杀技，

紧实臀肌看我的

如果只重视臀部的上翘而不重视臀部紧实，那么好不容易练就的翘美臀就只能再次被打回原形！紧致不仅是脸上的功夫，更是臀部的功夫。想要避免臀部肌肉反弹的厄运，就得消减脂肪紧致肌肉，下面几招紧致美臀必杀技，认真练习后，你一定会有惊喜的发现！

紧实臀肌原理

臀部是非常容易囤积脂肪的部位，脂肪一旦堆积，就容易变形结块，除脂当然是必要的。然而最为重要的还是应当紧致臀部肌肉，让臀部不再受到多余脂肪的威胁，变得真正紧实而不松散。运动臀肌，收紧、挤压、滚压臀肌，使臀部和胯部紧实不垮塌。

♔ 紧实臀肌法

运动之前，先取任意舒服的坐姿，做腹式呼吸，让新鲜气体一直吸到肺的底部，然后再将体内废气排出

翘臀指数 ★★★★☆

① 仰卧

双膝曲至胸前，两手平伸，与肩成一条直线，上半身紧贴地面，两脚背绷直，脚后跟尽量靠近臀部。

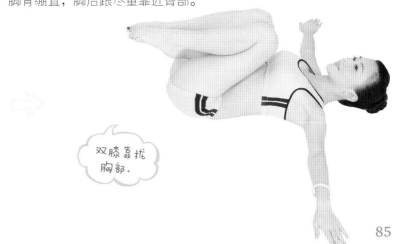

双膝靠拢胸部。

② 双臂保持不动

双腿慢慢向右侧倾倒，头部转向左侧，保持姿势20秒。

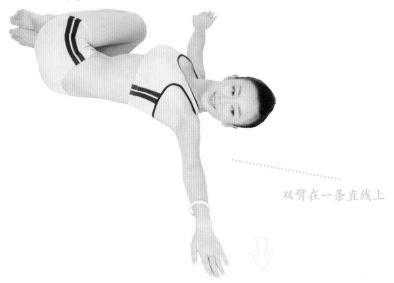

双臂在一条直线上

④ 跪坐在地上

臀部紧压住双脚，两手掌轻轻放在大腿上。

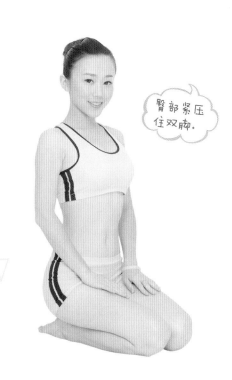

臀部紧压住双脚。

③ 双腿和头部回正

双腿慢慢向左侧倾倒，头部转向右侧，保持姿势20秒。

保持姿势20秒

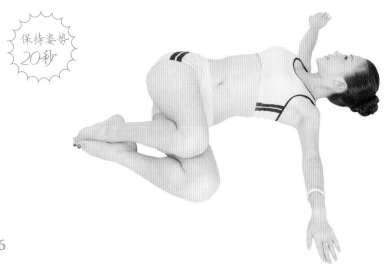

⑥ 吸气，上身和大腿直立成跪姿

绷紧臀部肌肉，坚持5秒钟后呼气。

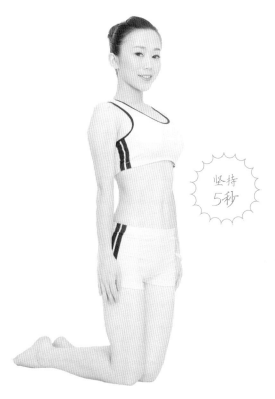

坚持
5秒

⑦ 仰躺

膝盖弯曲，双臂伸直，贴在腰间，双脚并拢。

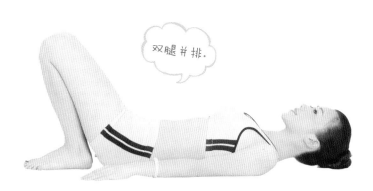

双腿并排。

⑧ 用力抬起臀部与腰部

使身体成一直线，保持不动5秒钟。此动作刺激腰部到臀部的肌肉，紧实臀部，它不仅可以紧缩臀部曲线，还可治疗腰痛。

此节动作是刺激
腰部到臀部的肌肉

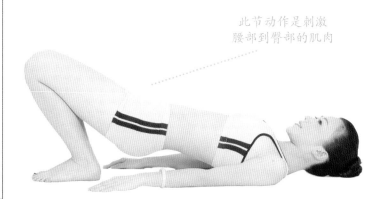

紧实臀部·注·意·事·项

1. 上述8节动作最好每次全部做完，如感到疲劳，可到室外散步，呼吸一下新鲜空气，使全身放松，直至心率恢复到运动前的水平为止。

2. 开始练习时，也许会出现肌肉酸痛的情况，几天后，肌肉酸痛会自行消失。一个月后，下垂的臀部能收紧上提。一定要坚持长期锻炼，才能有显著成效。

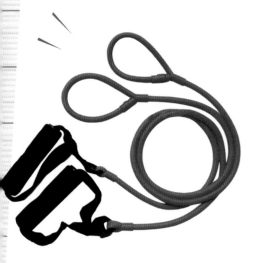

弹力绳显神通，翘臀瞬间电力十足

我们日常的小道具，如垫子、弹力绳甚至墙壁等都能帮助我们塑臀。下面这套美臀法，用到的主要工具则是弹力绳，这条绳子并不是普通的跳绳，而是具有良好伸缩能力的弹力绳。另外，由于弹力绳的体积轻巧，携带方便，使用简单，也使弹力绳成为了时下十分流行的瘦身器械。下面，看看这些小道具们是如何帮助我们减掉臀部脂肪，塑造美臀的吧！

弹力绳美臀原理

弹力绳、垫子等都是作为我们运动中的辅助道具加以使用的，它们的作用可不小。例如弹力绳可以平衡我们的肢体，帮助我们拉伸臀部肌肉。这样的拉伸，犹如身边有一位教练在给我们的运动做指导。有了这样的弹力绳可以使姿势更加标准，达到强化练习效果的作用。

弹力绳美臀法

首先做些热身活动。双腿向两侧屈膝，打开股关节，小腿与大腿收拢起来，脚掌互相贴合，用两手各扶着脚腕来固定好姿势，上身挺直，收腹挺胸，面向前方，同时双膝尽量往地面压下，充分打开骨盆。

翘臀指数 ★★★★★

① 伏爬姿势

往腹部放一个垫子，双脚交叉相扣，然后臀部用力，使得双腿上下交互往返，双脚交替做以上动作8~10次为1个回合，每次做2~3个回合。

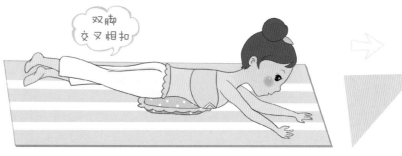

双脚交叉相扣

② 双腿并拢

双手撑在墙上，腿打直，臀部先向外伸展10秒，接着再朝墙靠近10秒，重复做，可雕塑臀部曲线。

坚持
8秒

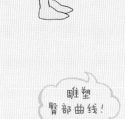

雕塑
臀部曲线！

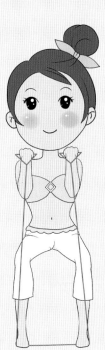

③ 准备弹力绳或是足够长度的宽橡皮筋辅助

首先，双脚张开与肩同宽踩住弹力绳，双手再握住绳子放在肩上，臀部往下蹲，使大腿与小腿间约成90°，静止动作维持8秒后，再站直。

④ 将弹力绳固定于左侧脚踝

另一头则绑紧在稳定的物体，背打直站立，腹部收紧，左脚跟放松用力往内侧伸展，上半身保持不动，坚持30秒，再换右侧以同样方式运动。

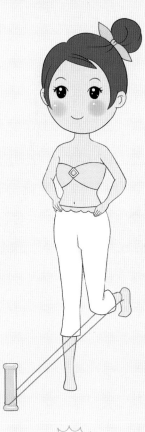

坚持
30秒

5 同样使用弹力绳或是跳绳辅助

脚踩着绳子后，两脚成前后步，接着下蹲，使前后脚的大腿及小腿都成90°。

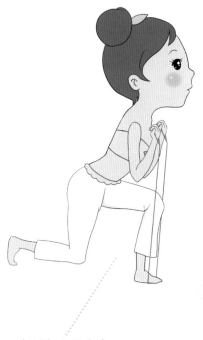

大腿与小腿垂直

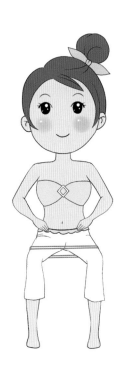

6 把弹力绳绕在两腿膝上方

两头系住。站直，双脚分开等同臀部的宽度，臀部尽可能地往下坐。双手叉在胯上，或双臂向前伸直保持平衡。

7 保持蹲势

右脚向右跨使绳子绷紧，然后左脚向右跟上，放松。接着，再连续向右边跨5次。然后换左腿做5次即可。

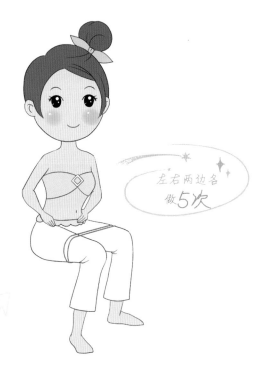

左右两边各做5次

弹力绳美臀·注·意·事·项

1 把握好弹力绳的松紧程度，不要过度拉扯以免损坏绳子和伤及自身。

2 使用弹力绳健身时需适当配合呼吸进行，一般用力时吐气，还原时吸气。

宅女运动瘦臀法，分分钟变性感女神

喜欢窝在温暖的小巢，宅在家里的美眉们，谁说咱们宅女一定会变成干物女？没有生气、没有身材、生活灰暗、老土过时的印象已经成为过去了，现在的宅女要变性感女神！学会下面几招，让你宅在家中就搞定性感魅惑翘臀，还犹豫什么呢？变美臀达人，秀出性感小翘臀，让你的朋友们对你刮目相看吧！

宅女运动瘦臀原理

通常那些喜欢宅在家的女孩子，身体都是缺乏锻炼的，经常不运动，臀部、小腹等部位相比同龄的其他女生都会显得更加臃肿。我们根据宅女们的身体状况、生活习惯等制定了一套非常生活化的懒人运动瘦臀法，比如在泡澡、看电视、看书时都可以随时随地美臀的简易小方法。沐浴时，心情得到舒缓，更是臀部健美的好时机，因为身体得到温暖，血液循环更好，容易解除肌肉酸痛，更可消除身体的浮肿，在日常生活中不知不觉地塑造美臀。

👑 宅女运动瘦臀法

先做一些基本的呼吸法来热身，腹式呼吸和胸式呼吸都可以，尽量让吸气和呼气的时间长久一些，能让运动效果更佳。

翘臀指数 ★★★★★

① 双腿张开大于肩宽

站立，全身拉直，双臂斜向上举起，手掌放松，此时肩胛骨向上拉伸，胸廓外张。

胸廓向外张

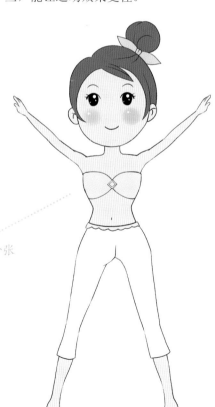

91

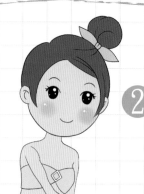

② 双膝向前弯曲

注意弯下的幅度要控制得当，膝盖与脚趾连成一线并与地面垂直，双膝切勿弯曲至超过趾尖，同时双臂放下，交叉扶在双膝上，上身微微前倾。

双手交叉放在双膝上

④ 全身站直

双臂向左右两侧平举，与肩部连成一线，手掌向下，手指并拢。然后左腿站直支撑身体，右膝向右侧弯曲，大腿抬起，与小腿成90°，全身保持平衡。

双手平举.

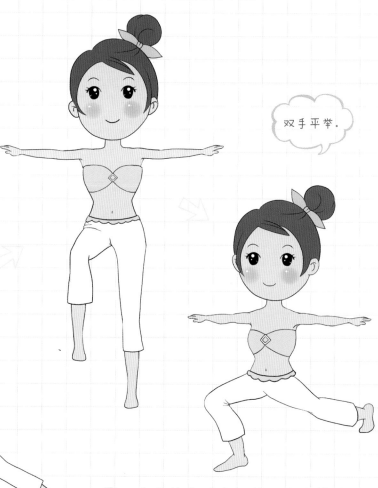

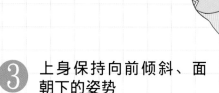

③ 上身保持向前倾斜、面朝下的姿势

双臂向斜上张开舒展，同时右腿向后伸直提起，身体向上牵引，带动左边大腿向上拉动。

⑤ 弯曲的右腿向正前方大大地踏出一步

左腿被拉伸向前压下，全身重心下沉，成弓步的姿势，上身保持挺直，双臂也注意不要摇晃，保持平举。

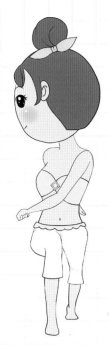

6 上身从右向后扭动

双臂从肩上放下并移动摆向后方，右臂在后，左臂则微
微弯曲从身前指向后方，注意保持整个身体的平衡。

★注意保持整个身体的平衡

7 洗个泡泡浴放松身心

首先放一池温水，坐在浴缸中，将双腿伸直。

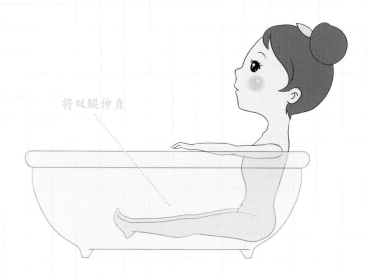

将双腿伸直

8 将一条腿屈起

用力将身体向前俯，保持约10
秒，双腿轮流重复动作，能收
紧腿部及臀部的肌肉。

保持约10秒

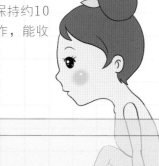

宅女运动瘦臀·注·意·事·项

1 做1~6步时最好在客厅或者卧室空旷些的地板上进行，在前后扭动及下蹲的运动中注意保持身体的平衡。

2 在水中进行沐浴微运动时注意不要滑倒，避免带来意外伤害。

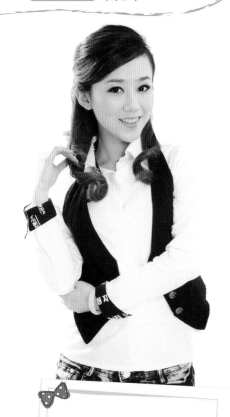

白领 美臀大法，
让你美丽巧升级

很多上班的女性长时间坐在电脑前，而且不喜欢运动，这样会使得臀部变得越来越大，越来越扁平，不复之前的翘挺美丽。不要偷懒，上班期间也可以进行瘦臀运动，轻松美臀，塑造更好的臀部曲线。让你在办公桌前练就"绝世美臀"！动作非常简单易学，是白领们不可错过的塑臀宝典。

♛ 白领美臀法

上班一族可以在办公室预备一张垫子，另外，再借助与自己亲密无间的椅子这个道具。练习之前，适当做一些全身拉伸的动作。

白领美臀法原理

这方法适合上班族在工作间隙的美臀练习。这是根据办公室的小环境，以及衣着服饰等方面的限制总结出的一套动作难度不高，活动幅度也不大的小运动。需要反复及高频率的练习，它会通过不同角度的变化，使你的臀部得到较全面的锻炼。

翘臀指数 ★★★★☆

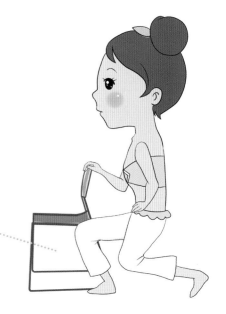

① 站在椅子左侧

左手叉腰，右手扶椅背，两脚前后分开，后脚跟抬起，上身保持正直，双腿缓慢弯曲至大、小腿与地面成90°，稍停，再缓慢伸直。

小腿与地面呈90°

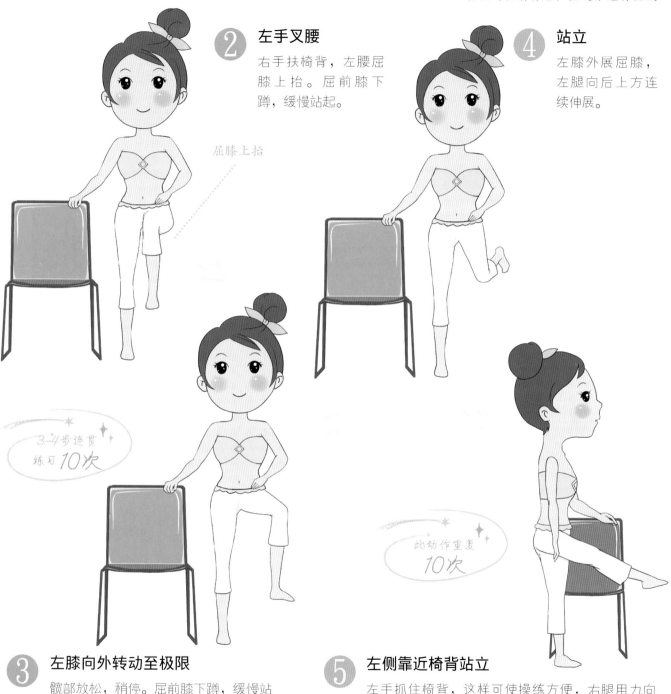

② **左手叉腰**

右手扶椅背，左腰屈膝上抬。屈前膝下蹲，缓慢站起。

屈膝上抬

④ **站立**

左膝外展屈膝，左腿向后上方连续伸展。

3-4步连贯
练习10次

③ **左膝向外转动至极限**

髋部放松，稍停。屈前膝下蹲，缓慢站起。3、4步连贯练习10次。

此动作重复
10次

⑤ **左侧靠近椅背站立**

左手抓住椅背，这样可使操练方便，右腿用力向前、向上、向右摆，重复练习10次即可。

⑥ 换右侧靠椅背站立

并挥动左腿。呼吸要均匀，活动量尽量大，以便使臀部肌肉承担足够的负荷，挥腿范围尽量宽，这节操能使臀部减肥。

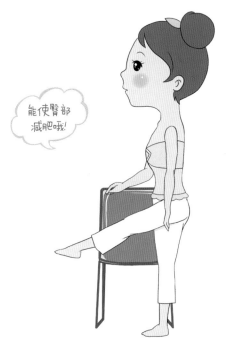

能使臀部减肥哦!

⑦ 用臀部"行走"

坐在地毯上，膝盖伸直，手向前伸展，抬头，伸右手，并以臀部移动带动右腿，向前移动。然后用左手和左腿做同样的动作，这样向前移动两三次逐渐加大距离。

膝盖伸直，手向前伸展

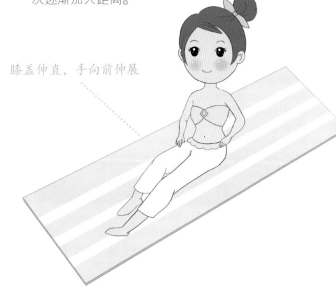

⑧ 面向下俯卧

头部轻松地放在交叉的双臂上。缓缓吸气，同时抬起右腿，在最高处暂停数秒，然后边吐气边缓缓放下。重复此动作20次，然后换腿重复操作。可每日进行1次。

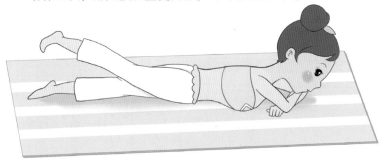

白领美臀·注·意·事·项

1 在抬腿时需注意足尖下压，并且臀部不能离地。尽量将腿伸直、抬高，你会感到臀部正在收紧。

2 所有动作均要用力收紧臀部，根据自己的体力，每组动作重复10次为最佳。

3 白领们平时不妨多吃一些美臀食物，比如南瓜、芋头等，可以帮助代谢多余的臀部脂肪。

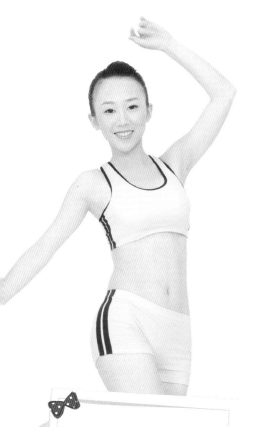

臀部减脂速成操，
想瘦不再困难

完美的身材应该是S型的，即要有丰满的胸部也要有翘挺的臀部。美眉们忙着瘦身丰胸，但关于瘦臀翘臀的工作做得相对比较少。有些美眉胳膊双腿都很纤细完美，但是却拖着个大屁股，比例上怎么看都不太好看。现在为大家介绍一套最快瘦臀的方法，让大家真正想瘦不再困难，瘦出完美蜜桃臀来。

♛ 快速减脂法

先做一下转动头部、颈部、腰部和足部的热身动作，让全身关节得到彻底的放松，再调整好呼吸，深深吸气，再呼气，在身体血液舒活的情形下，进行臀部锻炼，瘦臀效果会更佳。

翘臀指数 ★★★★★

① 仰卧平躺

双腿并拢伸直，两手臂自然贴放在身体两侧，眼睛向上看。

两手臂
自然放松.

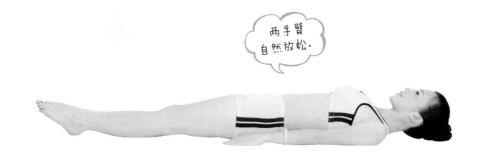

快速减脂操原理

臀部脂肪的淤积也同时会造成大腿根部脂肪的聚集，两者的连接处会变得异常臃肿。所以这套以臀部带动腿部的练习也是从根源上迅速解决脂肪堆积的症结。通过腿部运动，使臀部发力并受到挤压，从而减去臀部多余脂肪，塑造完美臀形。让臀部从上到下都彻底摆脱赘肉的困扰。

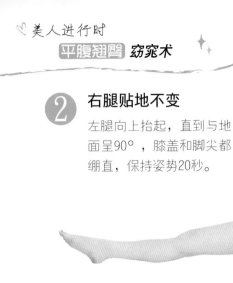

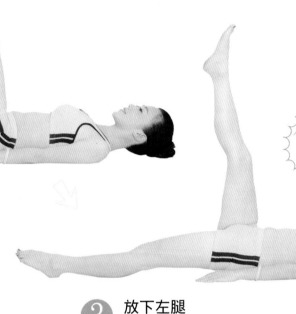

② 右腿贴地不变

左腿向上抬起，直到与地面呈90°，膝盖和脚尖都绷直，保持姿势20秒。

保持动作
20秒

③ 放下左腿

换右腿向上抬起，让右腿与地面垂直，头部、背部和双臂紧贴地面，保持动作20秒。

此动作重复
做15-20次

④ 恢复仰卧平躺姿势

吸一口气，用臀部发力，将双腿同时抬高，并保持绷直，抬到与地面垂直的位置时静止5秒，然后放回，动作连续15~20次。

此动作重复
做30次

⑤ 俯卧

双肘撑地，胸部以上部位抬离地面，脚尖触地，依靠脚尖和肘部力量支撑身体，收紧臀部。

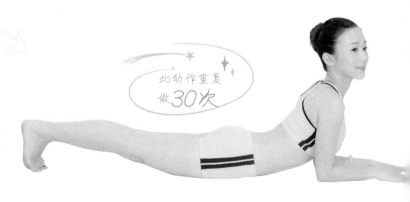

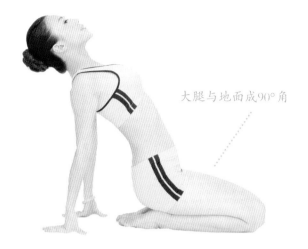

大腿与地面成90°角

6 跪立

臀部落在脚后跟上，上半身向后仰，双手打开和肩膀同宽的距离，双手五指撑地，手臂伸直，胸部向前推出，收紧臀部和腹部，保持动作30秒。

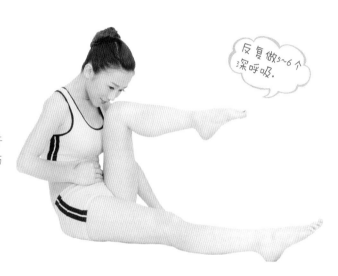

反复做5~6个深呼吸。

7 坐立在垫子上

双腿并拢伸直，右腿贴地不变，向上抬高左腿并弯曲左膝，脚背绷直，让左小腿与地面平行，与左大腿垂直，含胸低头，右手放在腹部。

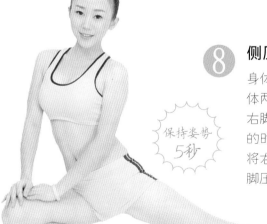

保持姿势5秒

8 侧压腿

身体站直，两手臂自然垂下放在身体两侧，然后蹲下。张开右脚，将右脚慢慢地往侧边压低，压到最低的时候保持停留5秒钟，然后恢复将右脚抬起。重复多做几次后换左脚压，让臀部感受到拉扯。

温馨提示

做最后一步侧压腿时，向下压到最低的时候注意保持好身体平衡，不要左右晃动，以免扭伤。

拖把操 甩掉屁屁赘肉，家务助阵好身材

拖把甩脂操的原理

　　家务劳动本来与美臀没有直接的联系，而这套拖把操人性化地将美臀瘦身与清洁劳动有机结合起来，以拖把为支撑，通过拉伸、深蹲、抬举等动作达到瘦臀的效果，同时加快了臀部的血液循环，使运动变得更有实际意义。在劳动中给自己一个心理暗示，让家务变成轻松的享受吧！

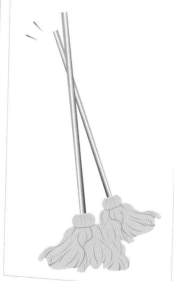

　　如今，许多80、90后女生声称婚后绝不做家庭主妇，原因之一是不愿承担繁琐的家务劳动。做家务似乎就意味着黄脸婆、清洁工，不仅劳累，还有失"身份"。其实，做家务也是一种非常有效的锻炼方法，身形苗条、健美的女孩大多都不会是懒惰的邋遢妹。小小的拖把也能衍生出瘦臀美体的健身操来！放下偏见，一起来试试这套拖把甩脂操吧！

♛ 拖把甩脂法

　　将拖把准备到位，注意不要湿漉漉的，最好在前一天就已经晾晒干净，保证运动有好心情。

翘臀指数 ★★★★★

① 双手横握拖把

双脚并拢，膝盖慢慢下蹲(不要超出脚尖)，臀部向后坐，坚持此动作30秒，然后慢慢让膝盖伸直，臀部慢慢回原位。练习3次

坚持 30秒

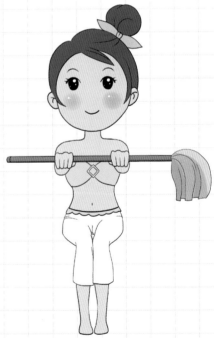

2 **放松臀部肌肉**

单脚支撑，一条腿搭在撑地的大腿上，臀部向后坐，尽量向下，保持20～30秒，练习此式2次，可对臀部进行拉伸。

4 **维持上一步不动**

右脚脚掌点地，左手抓住左脚踝，身体尽量前倾，使面部碰到膝盖即可，坚持此动作20秒。然后抬另一只腿依次重复练习5次。

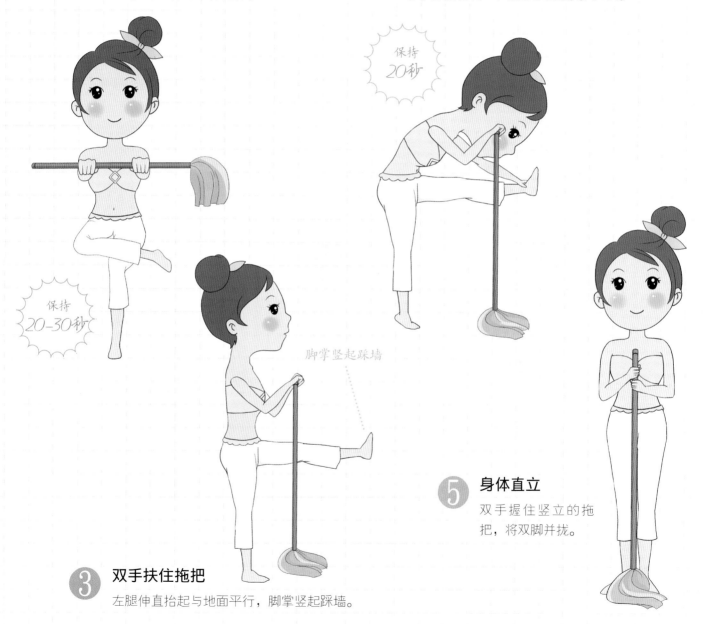

保持
20-30秒

保持
20秒

脚掌竖起踩墙

3 **双手扶住拖把**

左腿伸直抬起与地面平行，脚掌竖起踩墙。

5 **身体直立**

双手握住竖立的拖把，将双脚并拢。

⑥ **缓缓下蹲**

呈马步状，保持腰背挺直，坚持此式20秒。练习10次。

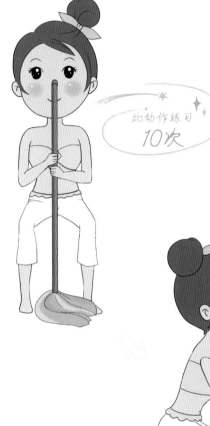

此动作练习
10次

⑧ **左手扶拖把**

用左脚支撑身体，右手提右脚脚踝。

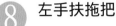
保持
20秒

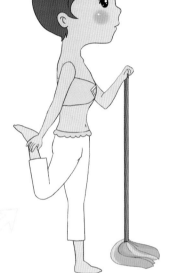

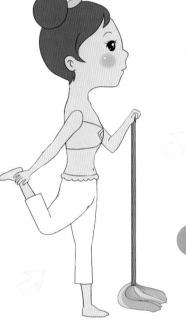

⑨ **维持上步的动作**

并用力将小腿向臀部拉近，尽量靠拢双腿膝盖，保持好身体的平衡。保持20秒，再换左脚。重复此动作5次。

此动作重复
5次

⑦ **维持第6步的状态**

将臀部向后翘，挺直腰背，坚持20秒，然后慢慢伸直膝盖，恢复正常站姿。重复练习5次。

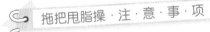
拖把甩脂操·注·意·事·项

1 ♡做第4步左手抓住左脚踝的时候，左腿此时应一直呈伸直状态，不要弯曲膝盖。

2 ♡练习过程中，要注意手扶拖把的稳定性，以免运动过程中出现摔倒等意外。

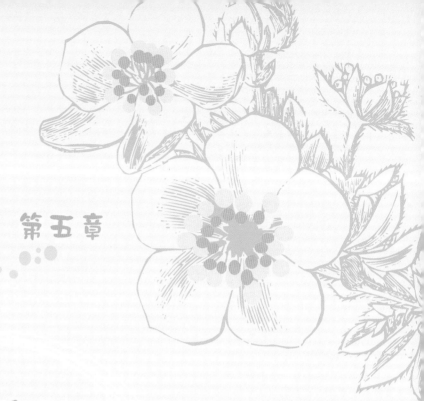

第五章

舒缓
指压按摩，
圆润翘臀
为美丽加分

指压 臀部肌肉，瞬间打造坚实曲线

迷人的小翘臀对爱美的女性来说，无疑是给美丽加分的。有人说：大屁股的女人好生养，屁股丰满是女人魅力的象征。其实这句话非但没有什么科学依据，反而使某些肥臀女性疏忽大意，不知自己的缺陷。其实过大的臀部并不是完美臀型，肥大的臀部不仅有碍美观，挑选裤子的时候也是一件麻烦事，只有圆润紧翘的臀形才是女性追求的终极目标。下面的指压法专门针对臀大肌的松弛，制订切实有效的按摩方案，在紧实肌肉的同时又消除赘肉。

指压紧实臀肌原理

臀部长期不运动造成臀部肌肉的僵化，以及脂肪硬结，想要紧实臀肌消除赘肉，就要先活化这些僵硬的地方，按摩捏拉就是很好的激活方法。激活臀部后，再施加适当的按压、摩擦，紧实臀大肌，让松弛已久的肌肉重新恢复紧实和弹性，手掌"赶"的姿势也可以消除臀部臃肿的脂肪块，达到美臀的效果。

👑 指压紧实臀肌法

放松全身，做3～5分钟的腹式呼吸。

翘臀指数 ★★★★☆

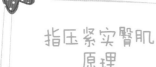

① 提高臀线

柔软脂肪。将左手置于右腰上，侧身，以右手手掌按摩臀部下方与大腿连接处。

右手手掌按摩臀部下方与大腿连接处

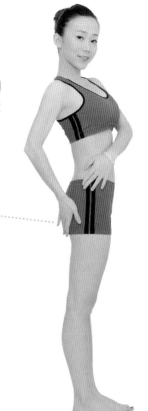

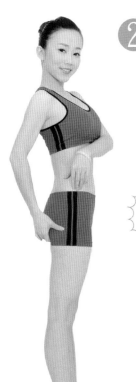

② 用手指用力捏起赘肉

直到软化、红热为止。刚开始几次，也许会有点疼痛感，尽量忍住，捏抓3分钟左右即可。

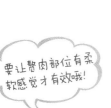

捏抓
3分钟
左右

要让赘肉部位有柔软感觉才有效哦！

③ 同样侧身

但改以双手手指用力将累积在臀部下方及腰骨、臀部间的脂肪向上捏拨，要让赘肉部位有柔软感觉才有效。

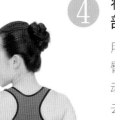

④ 将双手手掌置于两边臀部下方

用力捏摩腰骨后方、两侧到臀下方处，促进淋巴液流动。同样按摩3分钟，可以去除臀部水肿，达到瘦臀的效果。

按摩
3分钟

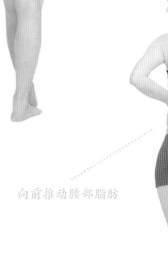

向前推动腰部脂肪

⑤ 双手从后腰部开始按摩移动

将腰部的脂肪推向前面。此招式能避免后方脂肪向臀部积聚，同时也有瘦腰的功效。

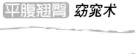

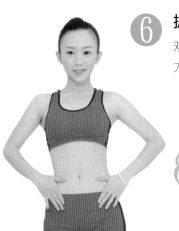

⑥ 抓住两侧的胯部

双手将胯部脂肪赶向斜下方，使脂肪分散开来。

使脂肪分散开来！

⑧ 两只手按在同一侧大腿根部

另外一只手向上推动按摩，做10次。然后，换另一侧重复练习10次即可。

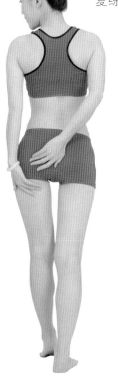

此动作重复做10次

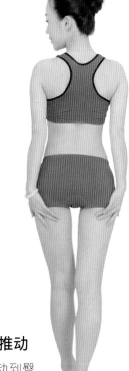

⑦ 双手从腿后侧向上推动

将大腿的脂肪慢慢移动到臀部位置。

按摩紧实臀肌·注·意·事·项

1 按摩紧实臀部时，应较用力地抓捏臀部赘肉，由下往上、由内向外地向上提起，特别是硬胖体形者更需以此方式将变胖的体形揉软，以便脂肪的消耗。

2 在沐浴后，体温较高时按摩效果更佳。

拯救下垂扁平臀，揉出紧翘好身段

　　西方人看美女的标准首先就是看你是否拥有一个性感的翘臀，许多男性也承认女人的性感翘臀对他们有着别样的吸引力。这样看来，臀部的美感对于女性是相当重要的，如果发现自己的臀部有下垂的迹象，一定要果断采取措施来解决。扁平下垂的臀部不仅可以通过身体运动如健身操来提升，还能运用按摩的方法重塑臀形。接下来就开始见证手掌的神奇魅力，如魔术师的手一般，运用娴熟的指法打造一个崭新的你！

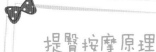

提臀按摩原理

　　很多女性不是没有屁股，而是屁股太扁平，前后看去横向面积太大，因而显得不够上翘，这套按摩手法主要运用整个手掌的力量，不单单使用某一手指或骨节进行按摩，是为了提升整个臀部的肉肉，使肉肉在手掌的长期作用下提升、紧致。逐步改造下垂扁平臀，让它变身挺翘紧实的蜜桃美臀。

♔ 提臀按摩法

　　按摩之前，先做几组臀部蹲下、抬起的热身动作。

翘臀指数 ★★★☆☆

 双脚并拢站在地面上

双手扶住腰部，指尖朝向前，抬头挺胸，眼睛直视前方。然后，双手分开，四指指尖并拢，双手由腰间推向前腹部。

双手由腰间推向前腹部

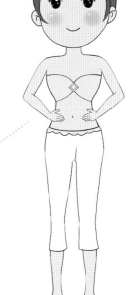

② **然后五指并拢**

按压在臀部上，有节奏
地按压1分钟即可。

 ④ **将你的双手五指张开**

包住你的臀部，使臀部向上运
动，向上提升1分钟左右。

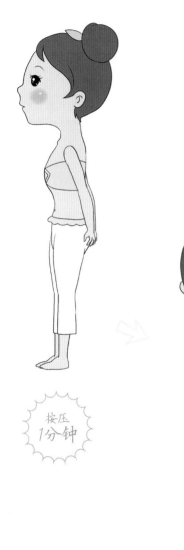

按压
1分钟

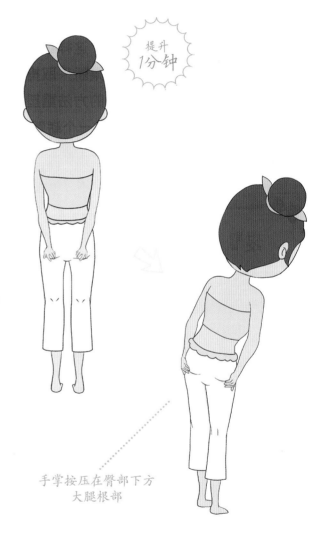

提升
1分钟

手掌按压在臀部下方
大腿根部

③ **双手兜住臀部下方**

辅助臀部向上向中间靠拢。

⑤ **双脚并拢站直**

将你的上半身微微弯曲，双
手夹紧你的身体，手掌按压
在臀部下方大腿根部。

6 **将左手放在左臀部下方**

右手放在左臀部上方，上下形成
反力，向上运动臀部肌肉，重复20
次。然后换右臀重复刚才的动作。

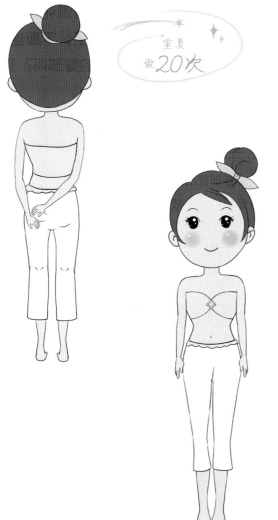

重复
做**20**次

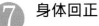

7 **身体回正**

身体站直，双手自然垂放在
身体两旁，腰背挺直。

8 **双手轻轻握成拳状**

轻轻拍打臀部两旁，有节
奏地拍打1分钟即可。

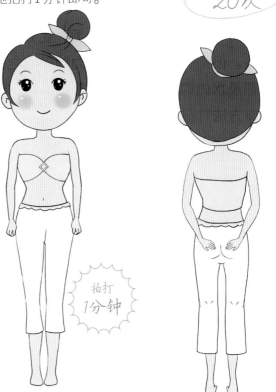

按摩
20次

拍打
1分钟

9 **然后放松双手**

五指并拢，指尖向下，双手向中
间按摩臀部，按摩20次即可。此
动作可以集中臀部肉肉。

提臀按摩·注·意·事·项

1 按摩过程当中，要始终保持身体的
直立，臀部要尽量收紧。

2 此按摩方法有一定的提拉功效，应
稍微用力按摩。

3分钟按摩，让臀部曲线提升!再提升!

体育锻炼能加快脂肪的分解，比如有氧操等运动可以加强肌肉尤其是臀部肌肉的承托力量与弹性。但是，在一天劳神费力的工作之后，谁还想去健身房再让自己大汗淋漓呢？何况女孩子们都是水做的骨肉，像是按摩瘦臀这样运动量很小的减肥方法就比较适合了，下面这几招简易按摩方法对塑造臀部优美曲线有着神奇的效果。想拥有梦露一样圆润性感的臀部吗？只需3分钟，就能让你的臀部翘一点、更翘一点！

塑造臀部曲线按摩原理

此按摩方法根据人的不同体位，进行相应的按摩，与前面的"身体不动，手指动"按摩方法不同，它结合了身体的微运动，让按摩的效用发挥到最佳。同时在按摩时，由于某些手法自己无法做到，应有一人辅助最好，可以帮助进行相关动作，纠正和监督按摩的过程。

通过按摩相应穴位和推挤等按摩动作，达到减脂美化臀部线条的作用，同时还能疏通臀部经络、改善微循环，治疗相关疾病。

♛ 塑造臀部曲线按摩原理

用双手揉捏全身各部位的肌肉，让紧张的肌肉得到舒缓和放松，同时深呼吸，让紧绷的神经也放松下来。

翘臀指数 ★★★★★

① 俯卧在床上,立于一侧的按摩者将手放在被按摩者臀部外侧

用力向内侧推挤，被按摩者则用力收缩臀肌，反复15次。

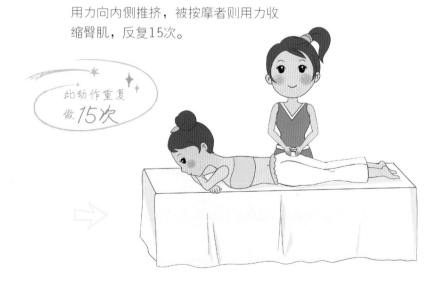

此动作重复做15次

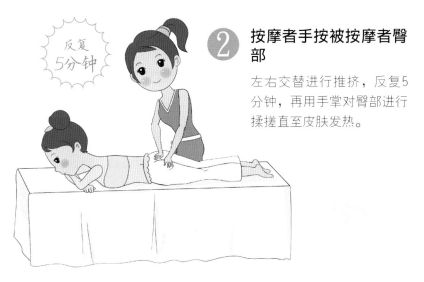

② 按摩者手按被按摩者臀部

左右交替进行推挤，反复5分钟，再用手掌对臀部进行揉搓直至皮肤发热。

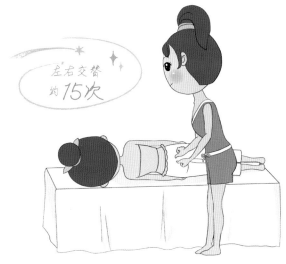

④ 侧卧位

按摩者用手从其骶部向下推挤到大腿部，左右交替约15次，然后用手指揉八髎穴约2分钟左右，用力按摩，直至产生酸胀感。

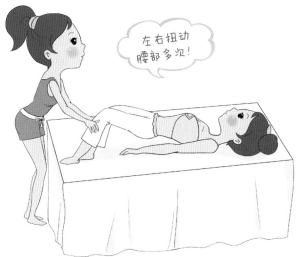

⑤ 仰卧位

按摩者压住被按摩者下肢，嘱其用力向上抬臀多次。然后让其左右扭动腰部多次。

⑤ 体位同上

按摩者用双手握住被按摩者一侧膝部，向前推拉腿部反复25次左右，交替进行。此招式在推拉腿部的过程中紧实臀部的肌肉，能减轻臀部方与大腿根部的赘肉淤积状况。

超给力毛巾 按摩操，
提升臀部你最行

　　想让窄身裤或贴身裙穿得好看，必须得有匀称的身形才行。不过，如果你的臀部肌肉松弛，就会影响自己整体的身形和线条。大屁屁的美眉们常会遭遇臀围过于肥大以致买不到裤子的尴尬，想让你的屁屁立体挺翘，改变横向肥大的臀围，就来随我一起练练这套别出心裁的毛巾按摩操吧！

毛巾按摩原理

　　这套毛巾操很适合在家洗完澡后做。因为此时身体已经清洁干净，也没有外衣的重负，皮肤此时柔软湿润，毛孔也都打开了，非常适合按摩舒缓身体。毛巾作为最亲肤的材质，用来按摩臀部既能起到很好的按压效果，在滚动、施压的过程中消除多余赘肉，塑造翘臀，同时又能不伤害局部肌肤，可谓一举两得。

👑 毛巾按摩法

准备一条长度适中、且干净柔软的毛巾。

翘臀指数 ★★★★★

1 **笔直站立**

不要翘屁股，用手拉直毛巾、托住臀部，再往上滑动。做10次。

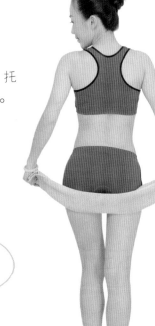

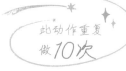

此动作重复做10次

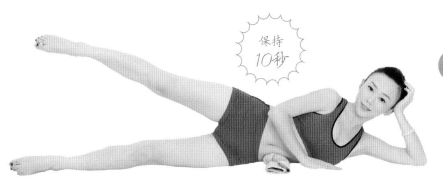

保持
10秒

② 侧身躺在地板上

将打结的毛巾置于腰下，左手向前伸直贴地，右手放在胸前支撑上身，利用毛巾打结处对胯部进行施压，同时抬起右腿，保持10秒。

③ 换右侧位

右手肘撑地，右手掌托住头部，左手放在胸前位置，打结的毛巾置于右边胯下，向上抬起左腿，保持10秒。

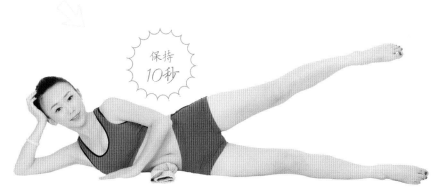

保持
10秒

④ 坐在地上

单腿屈膝。让毛巾的打结处刚好放在伸直的大腿下方，双手按着膝盖，向下施压，并使臀部下方的大腿根部从毛巾的打结处推移至非打结处，维持5秒，然后休息3秒。如此循环2次。

循环
做2次

毛巾按摩·注·意·事·项

1 沐浴后将身体擦干，在有点温热时做按摩，效果最好。

2 毛巾打结法：将厚毛巾在中间位置打结，挤压按摩的节奏为5秒挤压，3秒休息，不断循环。

113

排毒 消水肿按摩，向肥屁屁说不

影响臀部形状大小的根本原因是骨盆问题，骨盆不正会令臀部向后突出，加上日常姿势不正确，水肿与脂肪积聚情况就会加剧。于是，许多女性虽然臀部赘肉少了，却看上去仍然不够美，臀部大小也不对称。这就是不同部位的赘肉淤积情况和水肿情况的不同所造成的，想要你的美臀由内而外散发出性感健美的气息，就好好活动你的双手，开始按摩瘦臀的神奇之旅吧！

排毒按摩美臀原理

长期不正确的坐姿会导致骨盆的变形，从而影响臀部的发育，导致多种臀部问题。针对骨盆与臀部的按摩，能够令股关节淋巴流通畅顺，促进血液循环，排出臀部淤积的毒素，还能解决生理疼痛的问题。主要通过适当的施加手指、骨节的力量疏通臀部各部分的经络，使淋巴细胞被激活。养出好气色，按出健康美臀，让你真正做个内外兼修的小美人。

👑 排毒按摩美臀法

在每天晚上洗完澡后，进行10分钟左右的按摩，瘦臀效果会更佳，因为这时身体内的毒素更易于清除。

翘臀指数 ★★★★★

① 双腿张开站立

双手叉腰，位置与肚脐同高，用拇指按压腰部后侧10次。

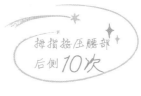

拇指按压腰部后侧10次

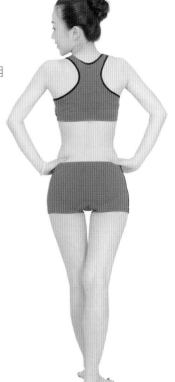

②双手放在盆骨两侧

然后斜向下地并拢的四指顺
着股关节摩擦盆骨，最后落
在大腿根部内侧。

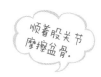

重复
5次

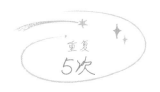

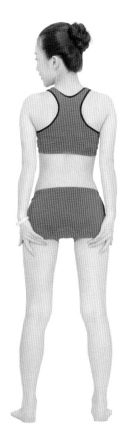

**④右手放在大腿根与臀部
连接的地方**

然后右腿伸直向前踢腿，注
意脚掌也要绷直，同时右手
向上提拉臀部的肌肉。左右
各做5次

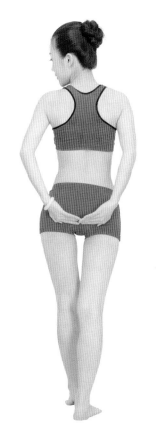

左右各做
5次

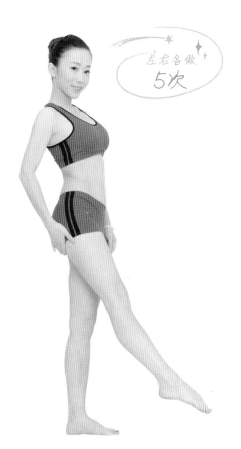

③双臂放于身后

手指并拢托于臀部下侧，用
手指上方施力，向上提拉臀
部，同时臀部肌肉也要收
紧，重复5次。

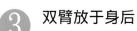

5 左右手从后放置于两侧的臀部上

上身挺直、收腹，臀部也收紧起来，用双手提拉臀部肌肉10次。

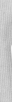

双手提拉臀部的肌肉

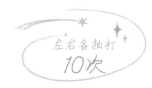

左右各拍打
10次

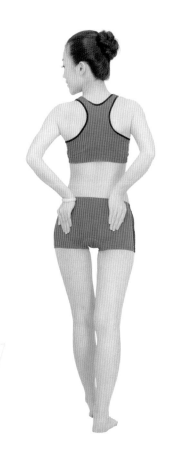

6 上身保持挺直

左右手掌微微内拢，手指弯曲，分别向上有节奏地拍打臀部，让臀部的肌肉震动起来，左右各拍打10次即可。

7 拇指施力从上往下按摩腰骨

双手的拇指最后落于脊椎底部，并交叉，重复5次。

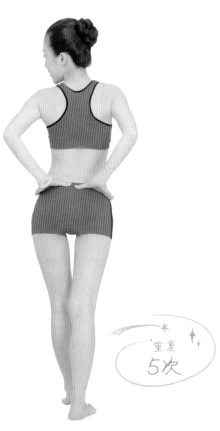

重复
5次

排毒按摩美臀 · 注 · 意 · 事 · 项

1 ❤ 按摩时动作应当慢一些，不要过快过重，以免使臀部淤青。

2 ❤ 骨盆等较硬部位的按摩可以适当用力些，以感到发胀发热为好。

上班族 瘦臀大计，工作按摩两不误

既不想耽误工作也不想让身材走样，鱼与熊掌焉能兼得？答案是：当然可以了！利用工作间隙、午休的空闲小憩做做下面的白领办公室美臀按摩，让你轻松美臀，塑造更好的臀部曲线。动作简单，赶紧来试试吧！

白领按摩美臀原理

白领们久坐不动的不良习惯，不仅特别容易造成颈肩腰椎的疾患，同时也不利于良好身材的练就。许多办公室女性都采取节食少食的方式来减肥，殊不知，像节食减肥那样饿着自己的方式，不仅会强烈反弹，还会造成内脏的损害，破坏免疫力。工作按摩法针对白领们工作繁忙的特点制订出一套切实可行的简易按摩练习方案，随时随地活络你的臀大肌，不需要任何工具，也不占用地方，着力于臀部进行有针对性的按摩。

👑 白领按摩美臀法

准备一把结实的靠背椅，放在墙边等固定好位置。

翘臀指数 ★★★★★

1 双手用力地按压着尾骨

然后以画圆的方式转圈按压着尾骨，如此反复有助于促进下半身的血液循环，从而达到缓解下半身肥胖的作用。

双手按压尾骨

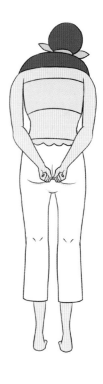

2 将腿放到椅子上

双手以左手向上，右手向下的方式揉捏大腿的内侧肌肉，可以达到塑造臀部完美线条的作用。要轻轻揉捏20下即可，此招式可让你拥有完美的臀部线条。

轻轻揉捏 20下

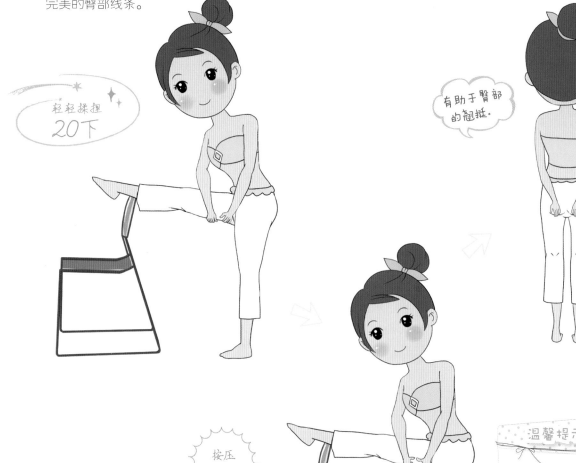

按压 3秒

3 以双手的大拇指按压大腿内侧肌肉的中心部位

用力按压3秒种后再向大腿的根部移动，一边按压一边移动。

4 按压臀部中央

并且对臀部进行向上提拉的运动，有助于预防臀部下垂的现象，这样有助于臀部的翘挺。

有助于臀部的翘挺.

温馨提示

特别需要注意的是，使用的是大拇指按压，而且是一边按压一边移动。只按压不移动、滚动是起不到良好效果的。

惹火 娇翘性感臀，

仔裤女郎的致命诱惑

　　紧致挺翘的性感臀形，让背影勾魂摄魄。臀部是性感的重要组件，美臀是一种诱惑！难怪时装设计师们除了在露与透之间大作文章外，还少不了突出臀部之美，企图把美臀塑造得"惊心动魄"，如何才能打造惹火的蜜桃臀呢？其实，只要使用简单的按摩手法，加以持之以恒的毅力，就能轻松拥有。如果你也想收获不一样的仔裤魅力，那就赶紧开始下面的练习吧！

翘臀按摩原理

　　想知道臀部对女人而言有多重要？不妨这么说：如果你想当个风头最劲的两性磁铁，将男人倾慕的眼光紧紧吸附在身上，那么它不仅重要，而且绝对值得你细心地好好呵护它。翘美的臀形不能有多余下垂的赘肉，这套按摩手法在抓捏臀部肥肉的同时，将橘皮组织抚平，起到消脂瘦臀的作用；同时发挥手指的灵活性，在弧线按摩中塑造臀部圆滑的曲线，让你的臀部就像麻豆般摇曳生姿。

♛ 翘臀按摩法

站立或者坐着都可，先做几分钟的腹式呼吸作为热身。

翘臀指数 ★★★★★

 用大姆指按揉臀部两侧的凹陷及臀部横纹正中部位

这是足膀胱经循行的部位。刺激这些部位，可减少脂肪的堆积，力度可以强些。

用大姆指按揉

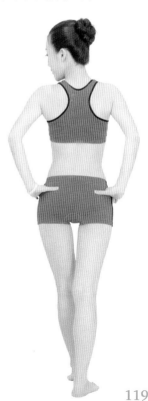

② **以手掌自上而下反复揉挤臀部的肌肉**

长期坚持会收到良好的效果。

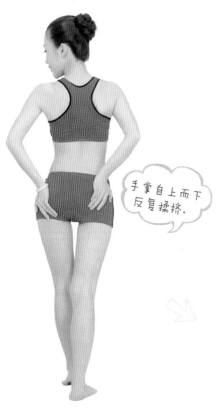

手掌自上而下反复揉挤。

④ **用两手支撑臀部浑圆处**

沿着曲线，手向外画弧线似地按摩，像在描绘臀部的线条。

手向外画弧线

③ **手掌整个贴在臀部上**

由下往上擦滑做按摩。特别是有橘皮组织的部位，更要用心按摩。

翘臀按摩 · 注 · 意 · 事 · 项

1 按摩时可用按摩刷子代替双手，效果更佳。

2 除了每日10分钟的按摩外，在平时站立、交谈、端坐、平卧时，做提肛、收缩肛门夹腿的动作，如果配合其他臀部健美操效果会更好。

本书编委会名单

策划创意：曹燕华 牛雯 宋明静 胡芬 阮燕
编辑整理：李凤莲 李伟华 段志贤 魏孟囡
　　　　　李榜 陈涛 吕进 黄熙婷 刘文杰
摄影摄像：江锐 杜凤兰 薛凤 杨爱红 张涛
设计排版：张宜会 刘娟 童亚琴 熊雅洁
美术指导：刘秀荣 马绛红 杨林静